반드시 알아야 할 노인건강 생활 8

당뇨병 식이요법과 자가마사지

육조영

한국체육대학교 체육학과를 졸업하고 동 대학원에서 석사학위와 박사학위를 취득하였다. 서울복지대학원대학교 교수, 연변대학교 겸직교수, 일본국립고지대학 객원교수, 한국스포츠인재개발원 이사장을 역임하였다. 국립 한국체육대학교에서 생활체육대학 학장을 역임한 바 있고 현재 사회체육학과 교수로 재직하고 있으며 대외협력단장, 스포츠 건강과학 융·복합 연구소장을 맡고있다. 한·중·일 교육과정연구회 연구위원, 한국연구재단 선정평가 심사위원, 국정교과서 집필위원, 세계레크리에이션 교육협회 집행위원장으로 활동하고 있다. 「운동 후 마사지가 면역세포와 혈액세포에 미치는 영향」 등 160여 편의 논문을 발표하였고 『Body Action Therapy』 등 60여 권의 저서를 집필하였다.

반드시 알아야 할 노인건강 생활 8

당뇨병 식이요법과 자가마사지

초판 인쇄　2018년 2월 20일
초판 발행　2018년 2월 27일

지 은 이　육조영
펴 낸 이　최종숙
펴 낸 곳　글누림출판사

편집기획　이태곤
디 자 인　안혜진 홍성권
편　　집　권분옥 홍혜정 박윤정 문선희 추다영
마 케 팅　박태훈 안현진 이승혜

주　　소　서울시 서초구 동광로 46길 6-6 문창빌딩 2층(06589)
전　　화　02-3409-2055(대표), 2058(영업), 2060(편집)
팩　　스　02-3409-2059
전 자 메 일　nurim3888@hanmail.net
홈 페 이 지　www.geulnurim.co.kr
블 로 그　blog.naver.com/geulnurim
북트레블러　post.naver.com/geulnurim
등 록 번 호　제303-2005-000038호(2005. 10. 5)

정가는 뒤표지에 있습니다.
ISBN 978-89-6327-418-8 14510
　　　978-89-6327-296-2 (세트)

＊이 연구는 2017학년도 한국체육대학교 자체학술지원금으로 제작되었음.

당뇨병 식이요법과 자가마사지

육조영

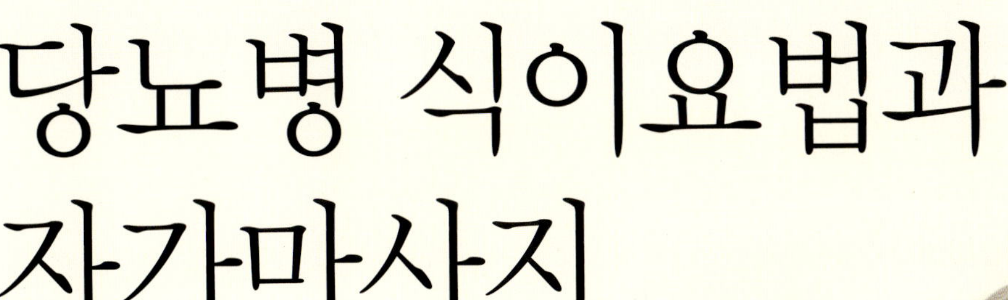

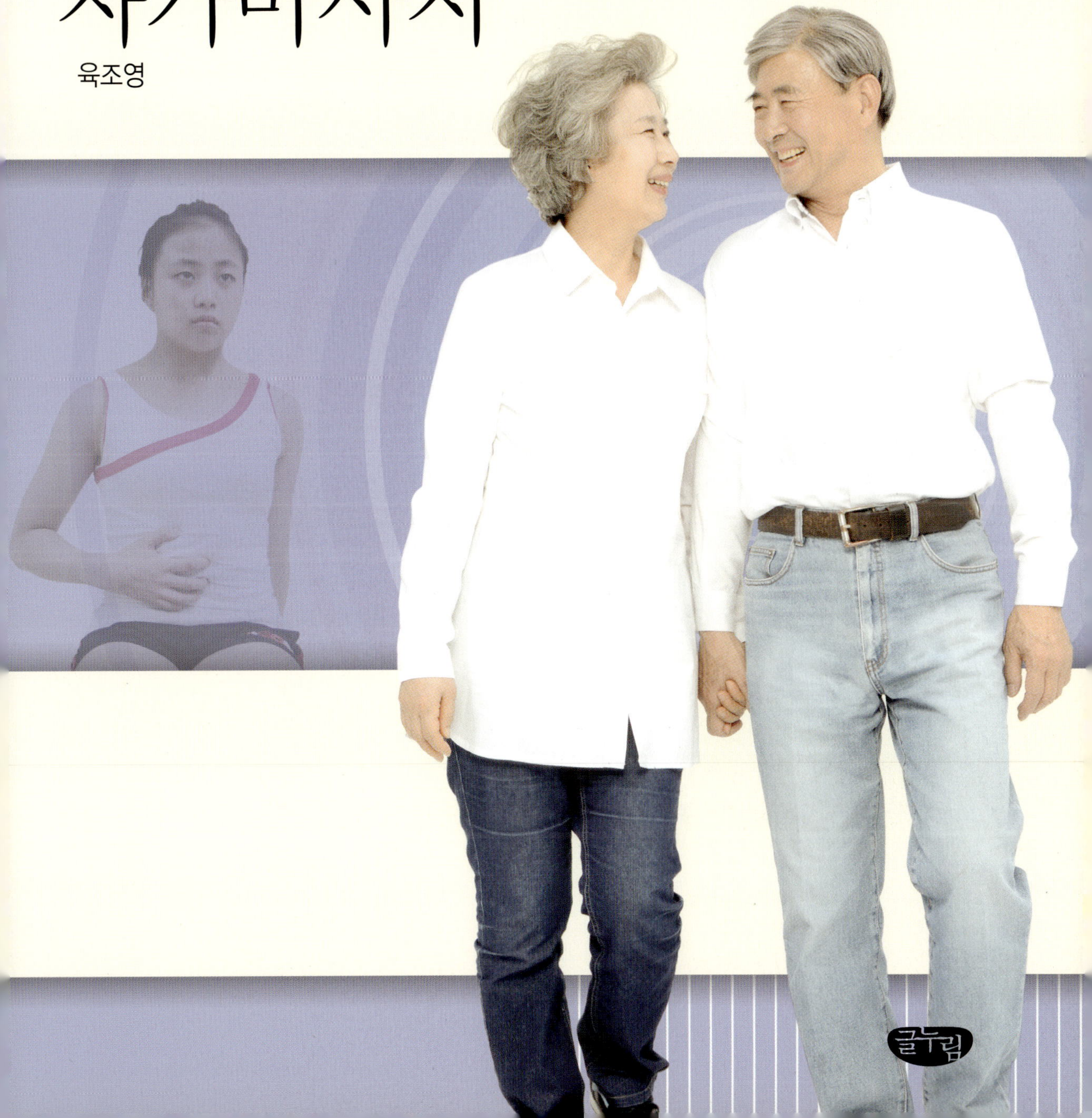

글누림

머리말

당뇨법 식이요법과 자가마사지

  '선진국병'으로 불리우는 당뇨병(糖尿病, diabetes mellitus, DM, diabetes)은 높은 혈당 수치가 변화 없이 오랜 기간 지속되는 대사 질환군을 총칭한다. 그 원인은 췌장에서 인슐린을 충분히 만들어 내지 못하거나 신체가 인슐린에 적절하게 반응하지 못하기 때문이다. 혈당이 높아지면 소변이 잦아지고, 갈증과 배고픔이 심해진다. 이를 제때 치료하지 않으면 다른 합병증으로 이어진다. 급성 합병증으로는 당뇨병 케톤산증이나 고혈당성 고삼투성 비케톤성 혼수 등이 있고, 만성 합병증으로는 심혈관질환, 뇌졸중, 만성신부전, 당뇨병성 궤양, 당뇨병성 망막질환 등의 증상을 보인다.

  하지만, 노인성 질환으로 발병한 당뇨병은 대사장애 질환의 특징이 더 강하다. 인슐린 작용의 부족에서 비롯된 만성 고혈당증은 여러 형태의 대사 이상을 낳는다. 인슐린은 주로 탄수화물 대사작용에 관여하기 때문에 체내의 모든 영양소 대사가 영향을 받는 셈이다. 충분한 인슐린을 만들어내지 못하는 제1형 당뇨병과 달리, 세포가 인슐린에 적절하게 반응하지 못하는 인슐린저항을 보이는 제2형 당뇨병은 비만으로 인한 체중 과다와 운동 부족에서 주로 발병한다는 점에서 일종의 성인병이다. 그런 까닭에 예방과 치료로 보건식, 운동, 금연, 정상 체중 유지가 매우 중요하다.

  이 책은 노인질환 중 가장 대표적인 당뇨병에 필요한 식이요법과 자가마사지를 통해 노년의 건강한 생활을 위해 기획되었다. 당뇨병 환자들에게 식이요법은 혈당량을 떨어뜨려 병증을 완화시키는 한편 만성질환의 경과를 악화시키지 않을 정도로 자기관리를 가능하게 해주는 가장 핵심적인 수단이다.

  책의 내용은 당뇨환자에게 필수적인 식재료(1장)에서부터 전문가들이 말하는 금기 음식 소개(2장), 전문가들이 권장하는 전통약재(3장), 혈당을 낮추어주는 15가지 필수 영양소에 대한 이해(4장), 균형있는 식재료를 교환하는 방식을 통한 당뇨병 환자를 위한 대체식단 만들기(5장), 당뇨병 질환자를 위한 자가치료 마사지 방법의 안내(6장) 등으로 구성돼 있다. 특히, 식이요법에 필요한 필수지식과 함께, 당뇨환자를 위한 식단 구성의 윤곽과 구체적인 사례를 소개했을 뿐만 아니라 당뇨병 질환에 효과가 높은 전신 및 부위별 자가마사지 방법을 소개함으로써 자기관리가 가능하도록 했다.

  부디, 이 책이 만성질환인 노인성 당뇨병 환자들에게 좋은 안내서가 되어 널리 활용되기를 바라 마지않는다.

2017년 여름, 저자

Section 1 당뇨병환자들이 많이 먹어야 할 음식

Section 2 · 전문가들이 말하는 당뇨병의 금기음식

Section 3 · 전문가가 권장하는 전통약재

Section 4　혈당을 조절하는 15가지 영양소

Section 5　식품 분량 교환과 대체식단 만들기

Section 6   머리부터 발끝까지 자가마사지

마사지의 작용과 주의사항 • 136

일반적인 마사지방법 • 137

인체의 경혈(1)

양자혈

천자혈

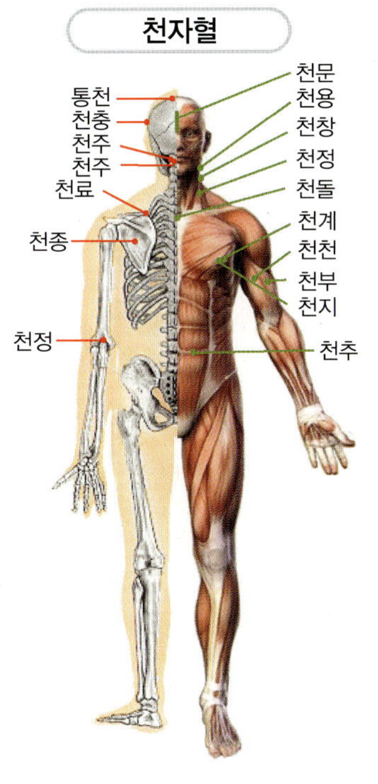

일월성구혈

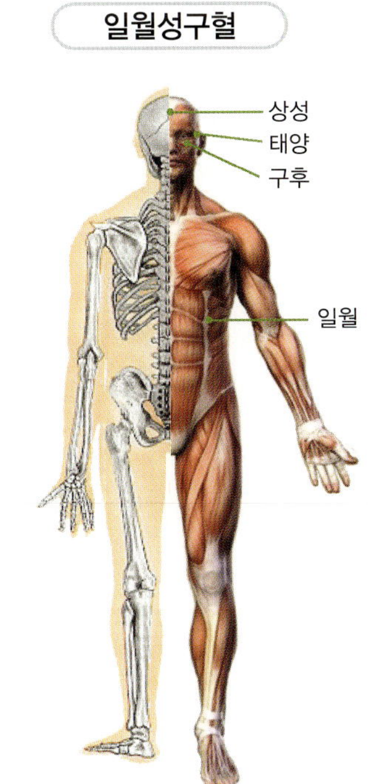

풍자혈

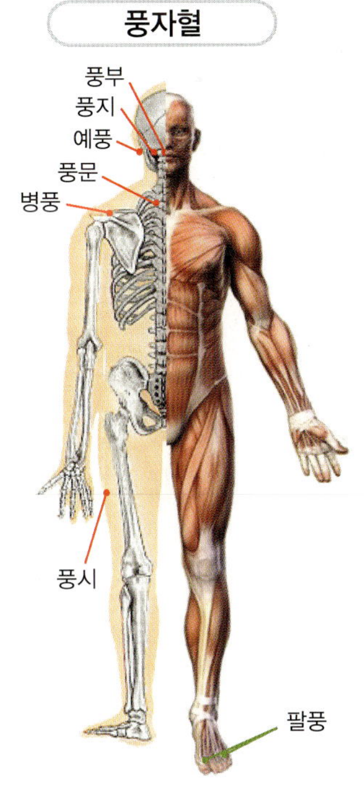

인체의 경혈(2)

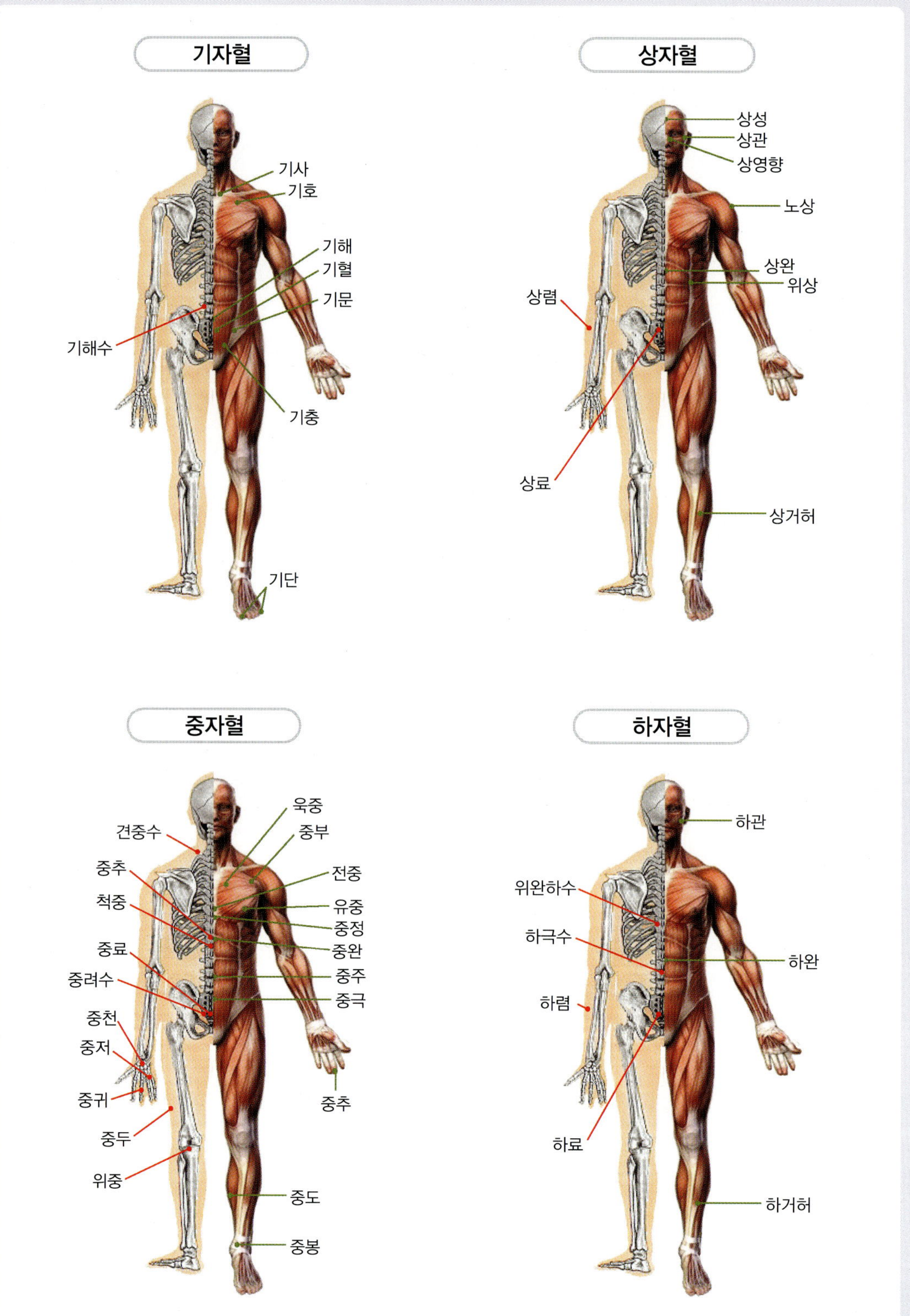

육조영(2013)

인체의 경혈(3)

내, 외자혈

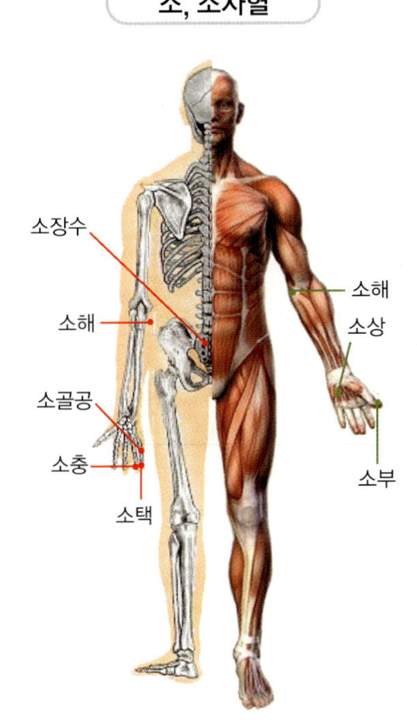

거, 돌자혈

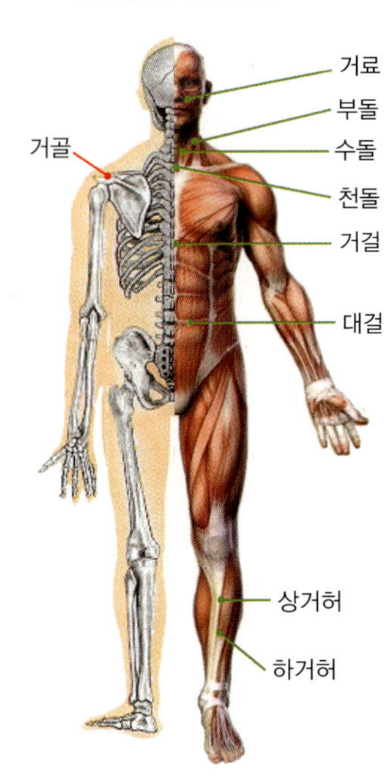

소, 소자혈

태, 대자혈

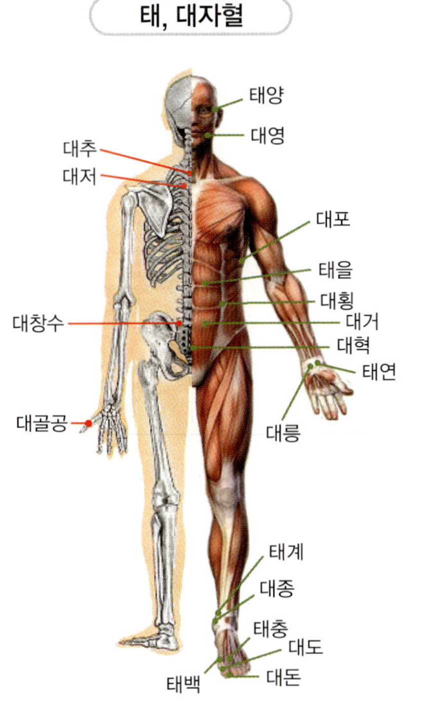

인체의 경혈(4)

음자혈
두규음
내영향
궐음수
음도
음교
음극
음렴
음시
음포
음릉천
음곡
삼음교
족규음
지음
지, 연자혈
지창
연액
택연
지기
지오회
관자혈
상관
하관
석관
격관
관문
요양관
관원
관원수
내관
외관
관충
비관
슬양관
슬관
천자혈
렴천
극천
천천
중천
곡천
양릉천
음릉천
용천
태백

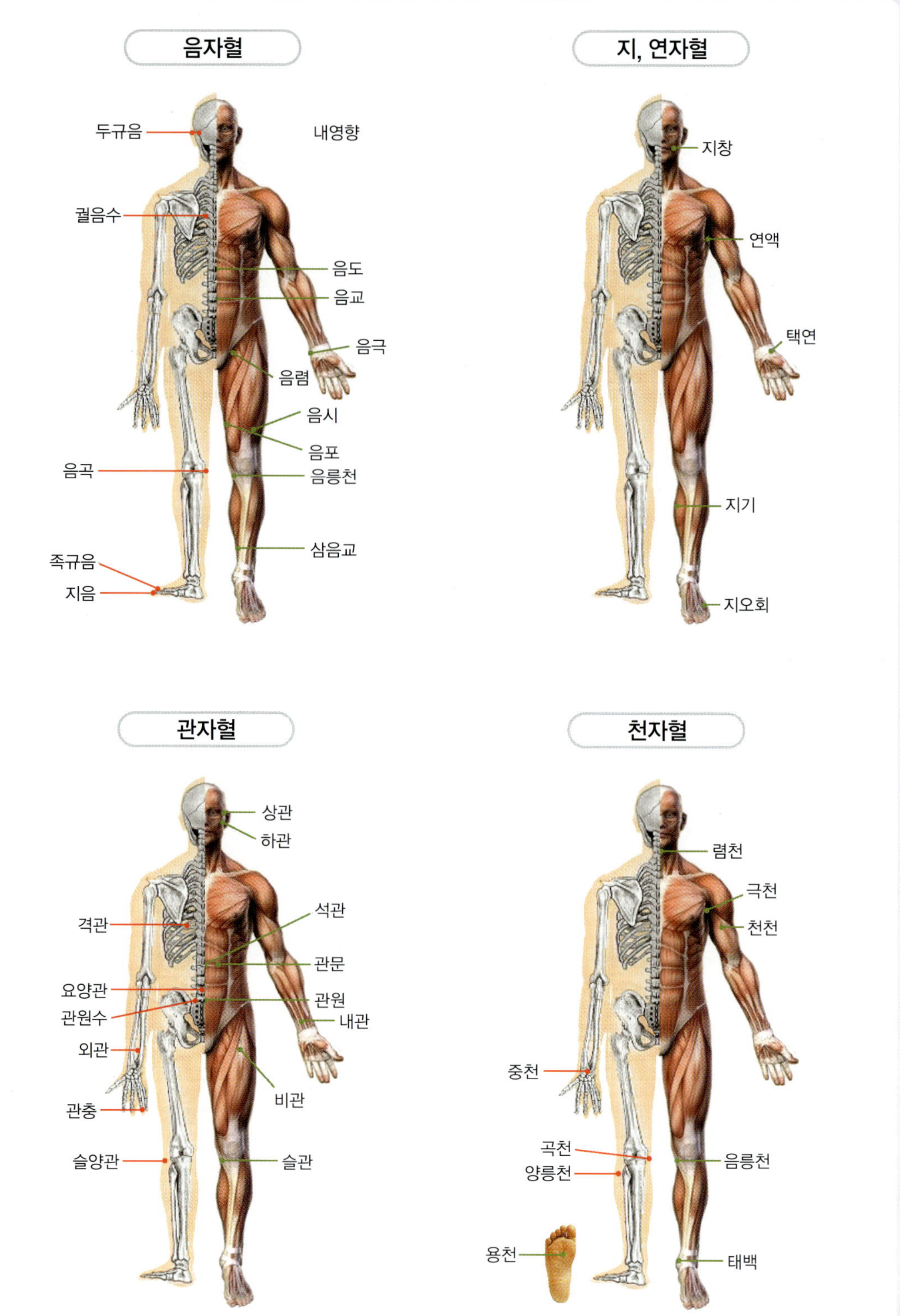

인체의 경혈(5)

지, 택자혈
풍지
천지
척택
곡지
곡택
양지
소택
수, 계자혈
수구
수돌
천계
수분
수도
양계
후계
택계
수천
해계
협계
교, 도자혈
도도
신도
음교
수도
유도
령도
양교
삼음교
교신
중자혈
미충
천충
기충
충문
관충
중충
소충
충양
택충

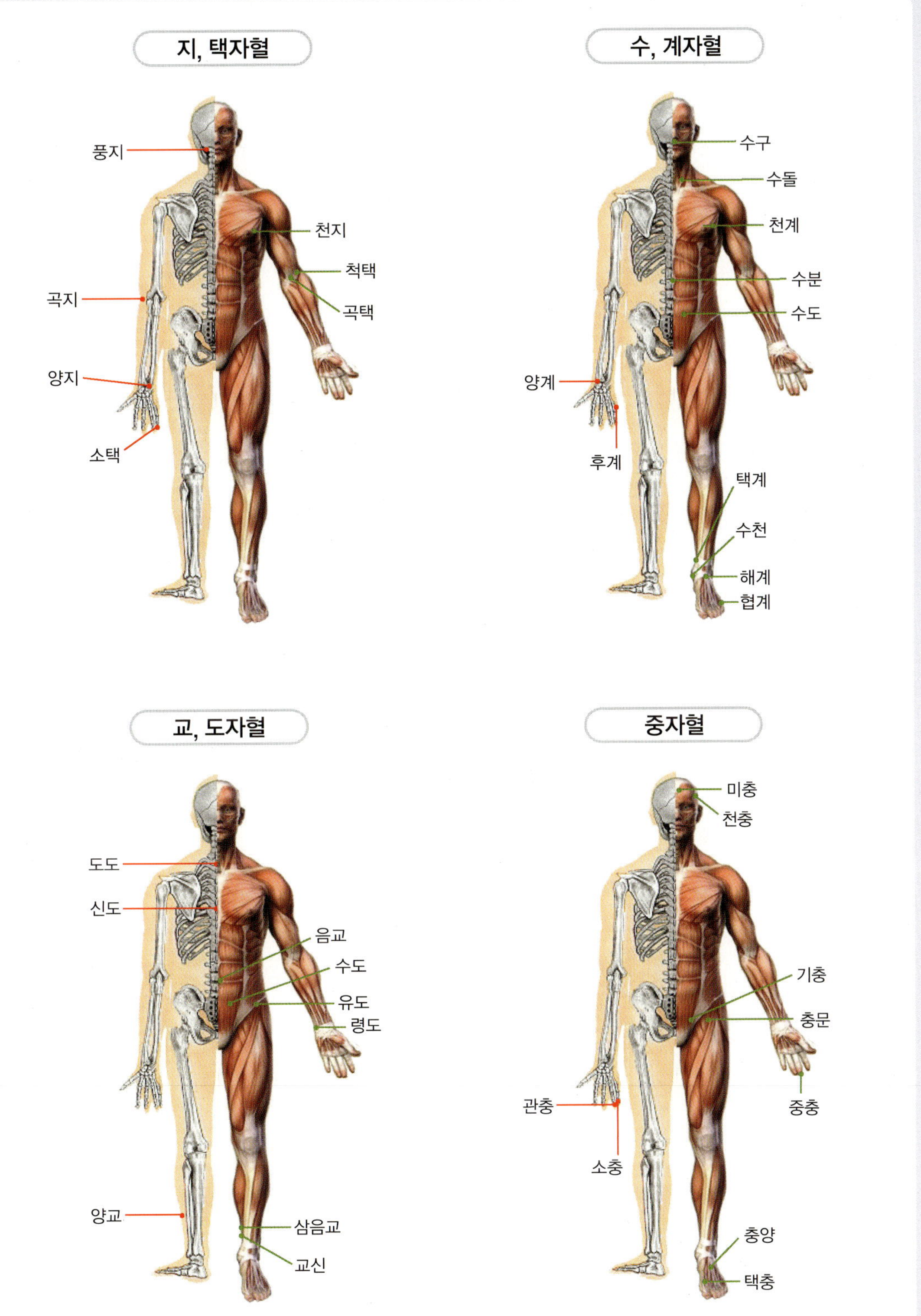

인체의 경혈(6)

구, 릉자혈

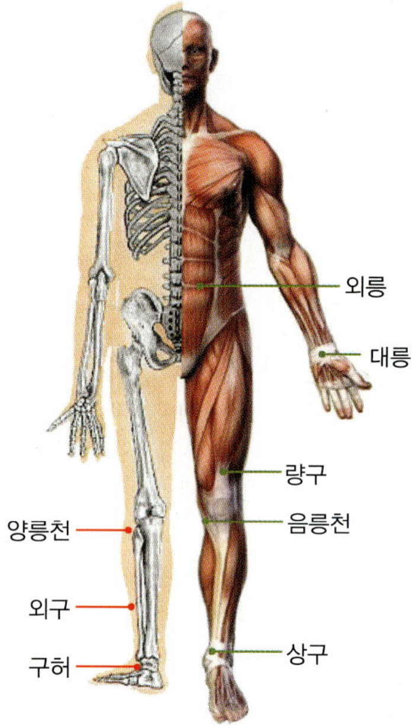

곡자혈

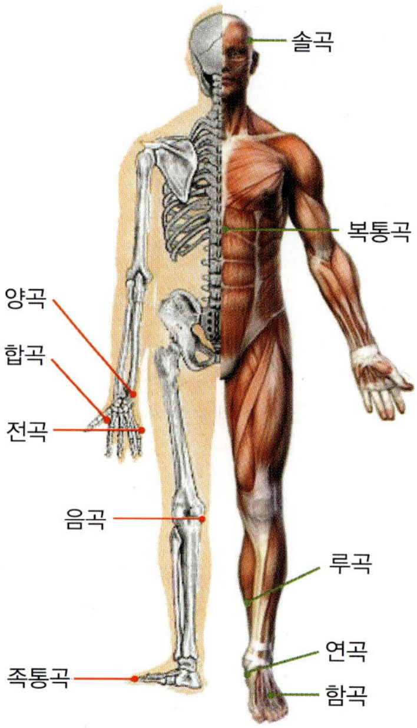

동물자혈

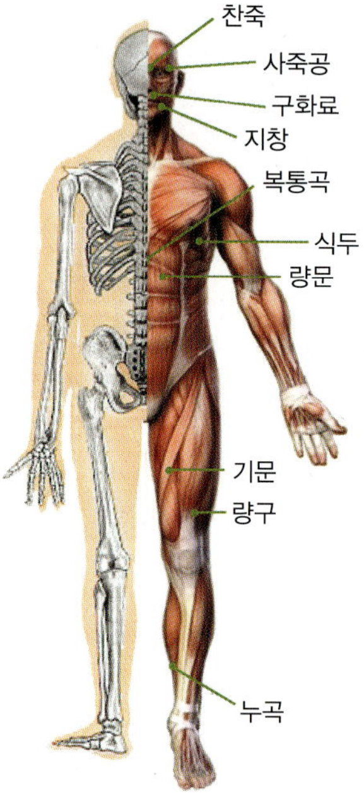

문자혈

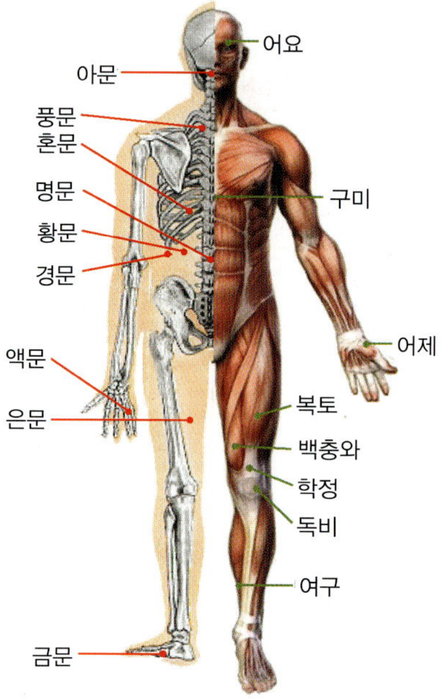

육조영(2013)

인체의 경혈(7)

문자혈
천문
이문
아문
운문
풍문
혼문
유문
기문
량문
명문
황문
관문
장문
경문
활육문
극문
신문
액문
은문
기문
충문
석문
기문
금문
담, 주자혈
인당
천주
신주
옥당
신당
추자혈
중추
현추
천추
오추
궁자혈
청궁
자궁
자궁
외로궁
로궁
육조영(2013)

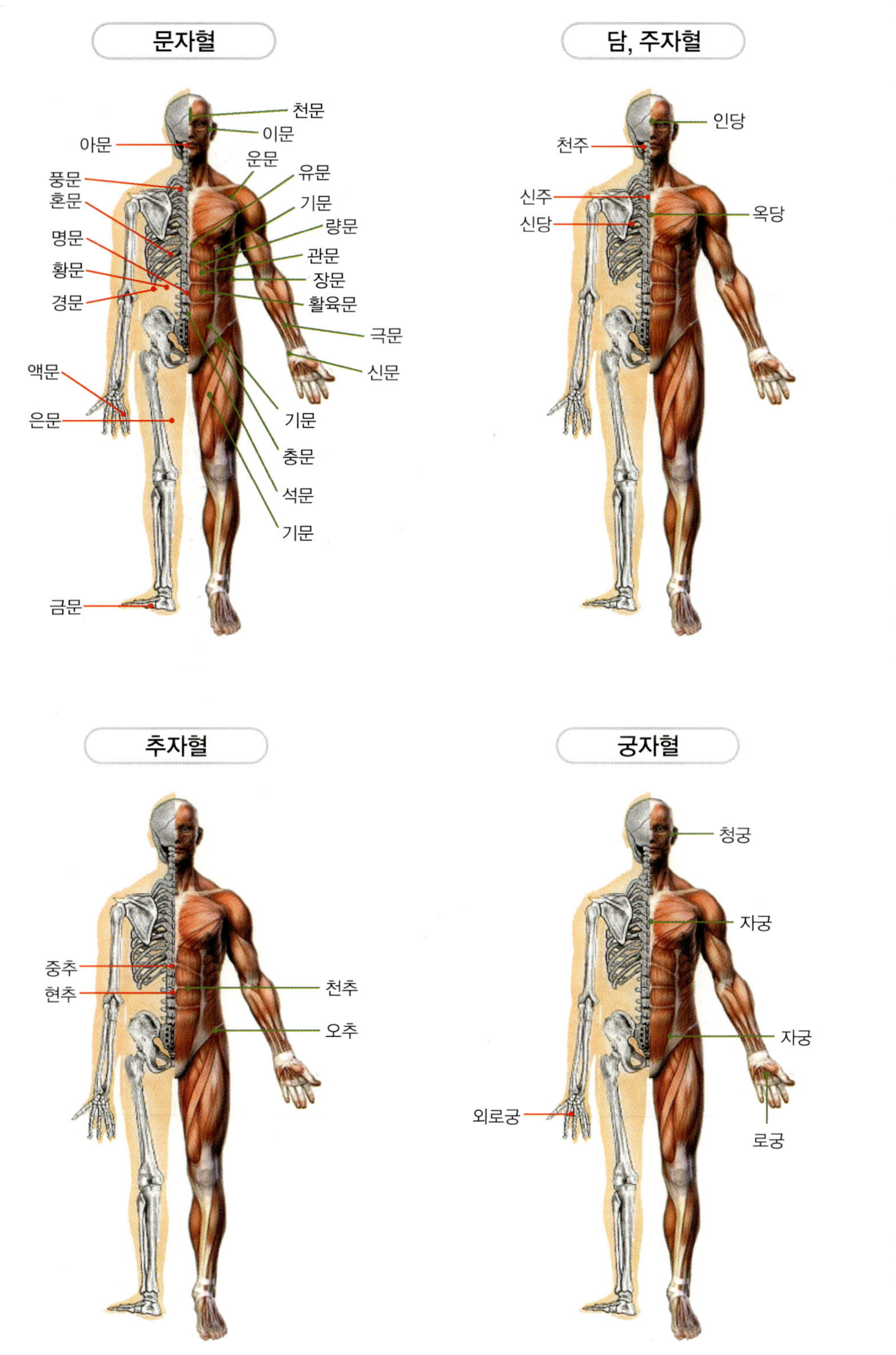

인체의 경혈(8)

부자혈
수부
중부
천부
부사
소부
곡자혈
곡차
곡빈
상곡
곡택
곡지
곡골
곡천
승자혈
승광
승읍
승장
승만
승부
승근
승산
현자혈
현로
현리
현추
현종

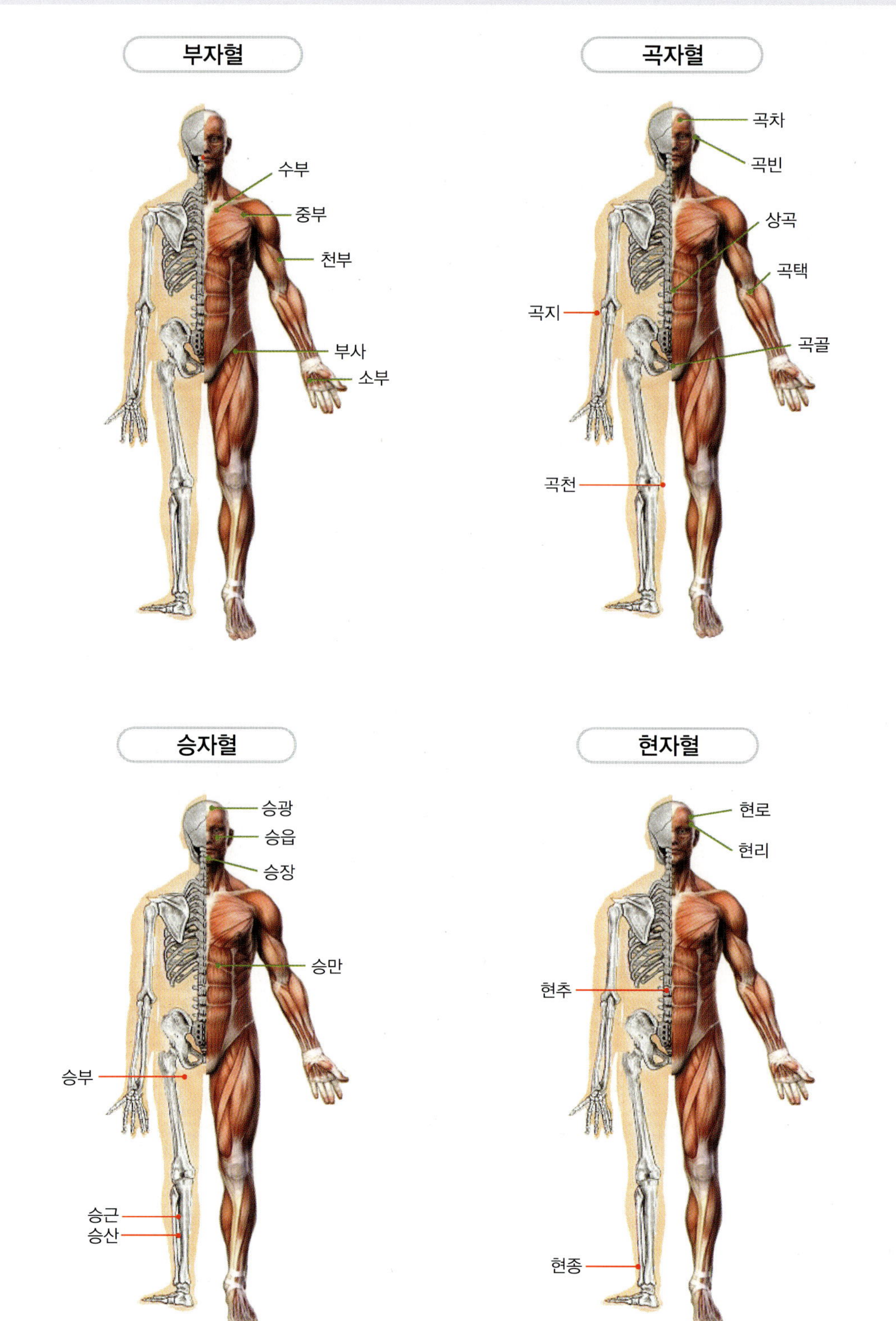

인체의 경혈(9)

정자혈

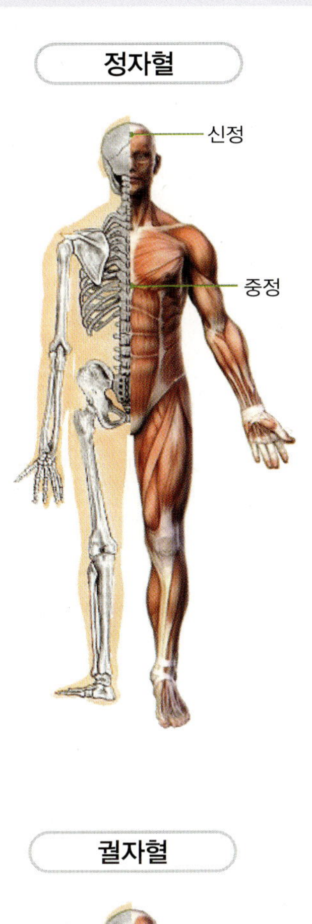

간자혈

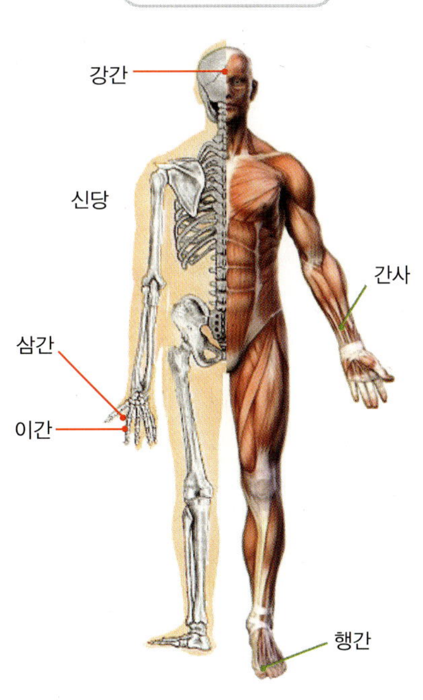

궐자혈

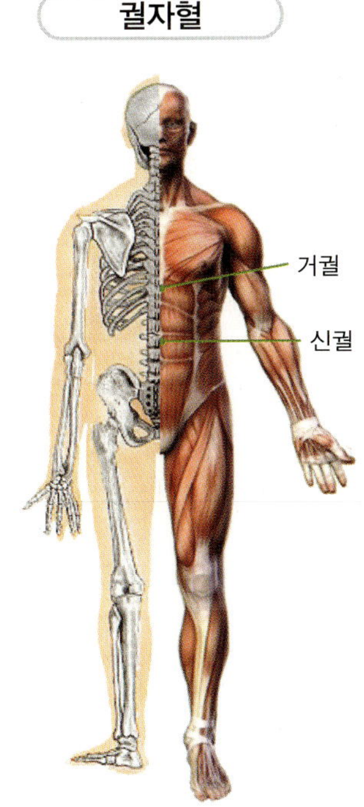

정, 창자혈

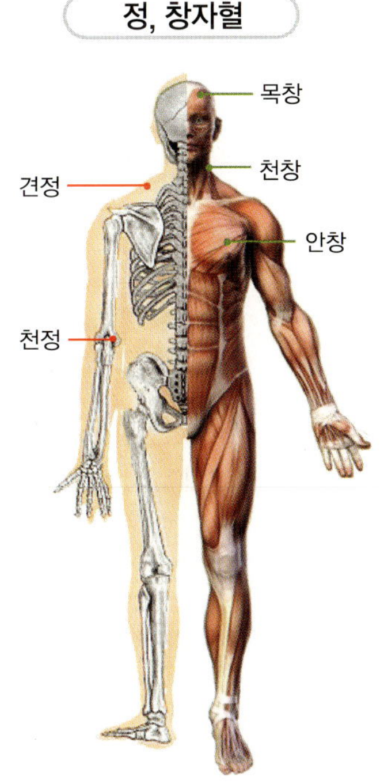

인체의 경혈(10)

회자혈

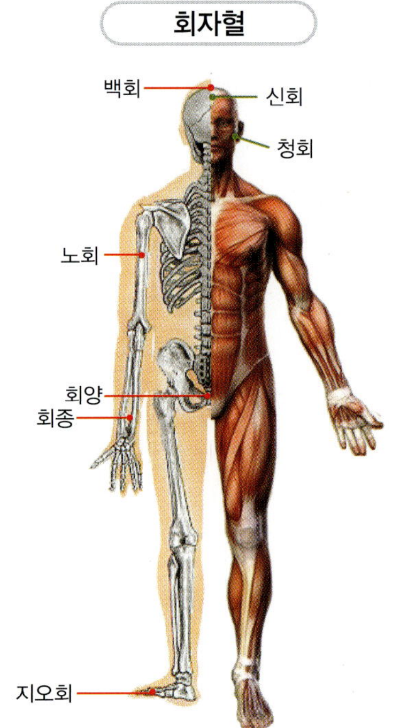

견, 요자혈

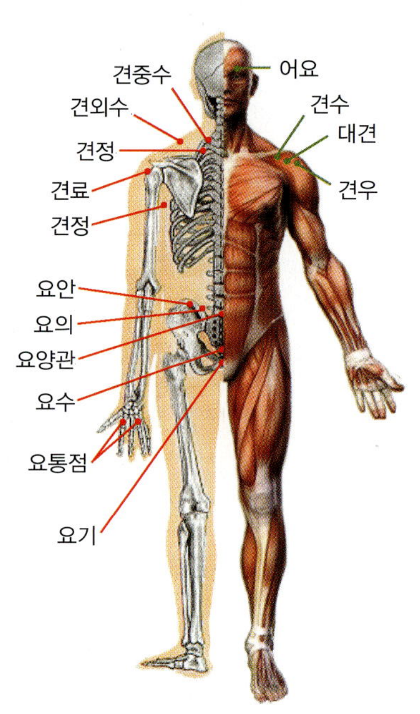

읍, 영자혈

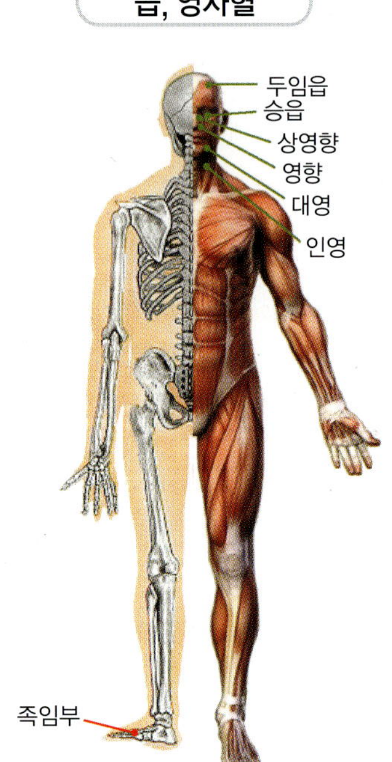

맥자혈

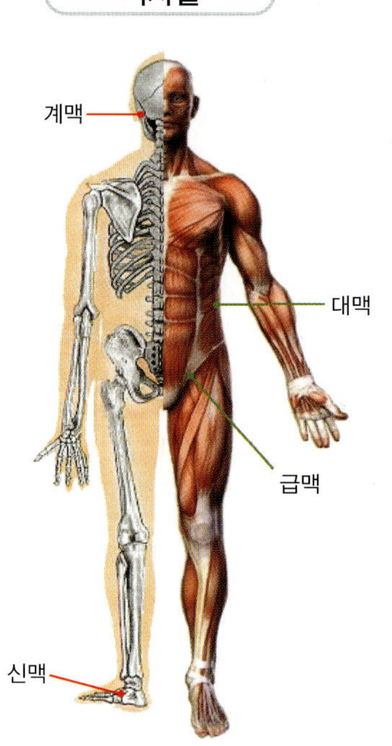

인체의 경혈(11)

령자혈
승령
령대
령허
청령
령도
상, 석자혈
석관
상곡
석문
소상
상양
상구
백자혈
양백
사백
협백
이백
백환수
태백
은백
신자혈
사신총
신정
신도
신당
본신
신장
신봉
신궐
신문

인체의 경혈(12)

유자혈
견중수
폐수
노수
견외수
궐음수
심수
독수
격수
완하수
간수
담수
비수
위수
선수
관원수
소장수
중려수
수부
견수
삼초수
시해수
하극수
대장수
황수
방광수
요수
백환수

골자혈
완골
숨골
거골
완골
경골
속골
곡골
횡골
관골

료자혈
천료
견료
주료
소료
동자료
이화료
권료
거료
구화료
팔료
상료
차료
중료
하료

숫자혈
사신총
삼초수
열일곱추
팔료
사독
삼양락
팔사
삼간
이간
오처
사백
사만
오추
이백
사봉
십선
박충와
삼음교
팔풍

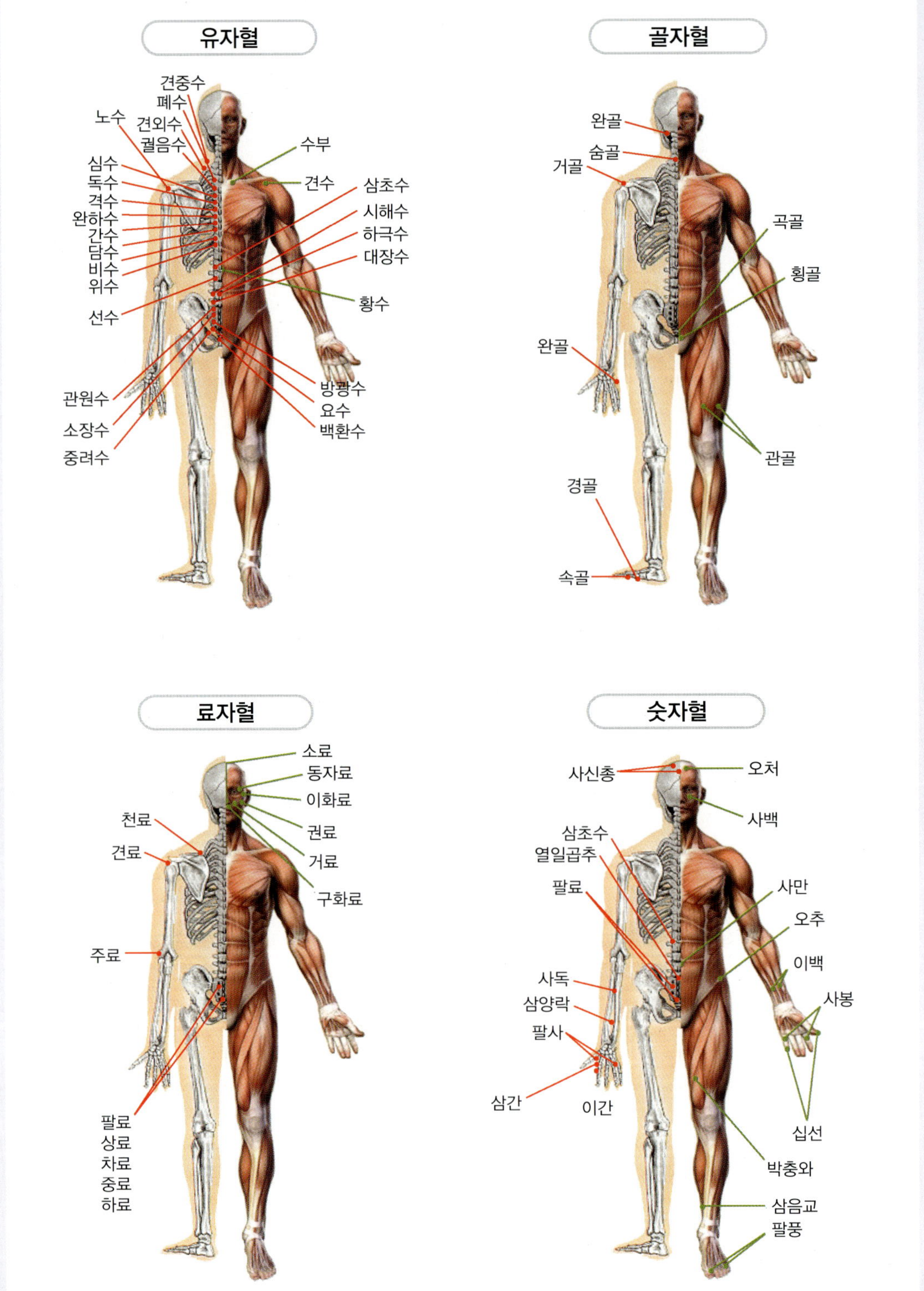

인체의 경혈(13)

오수정혈
신정
소택
소상
소충
상양
관충
중충
족규음
지음
용천
오수형혈
전곡
소부
어제
이간
로궁
액문
연곡
대도
협계
행간
족통보
내정
오수수혈
후계
신문
택연
삼간
중저
대릉
족임읍
족임읍
태계
태충
함곡
태백
오수경혈
지구
간사
양계
경거
령도
양곡
부류
중봉
양보
해계
쿤문
상구

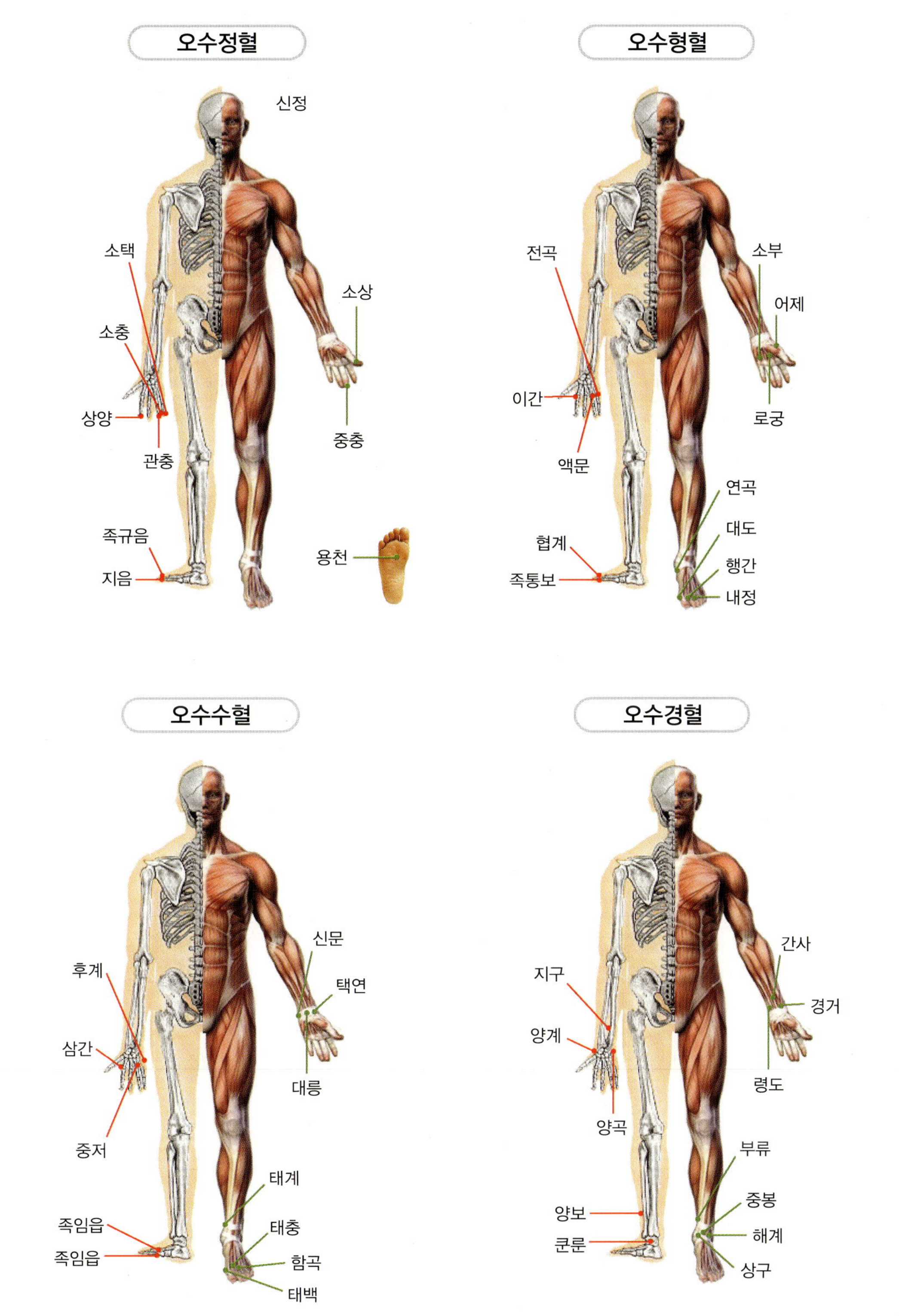

인체의 경혈(14)

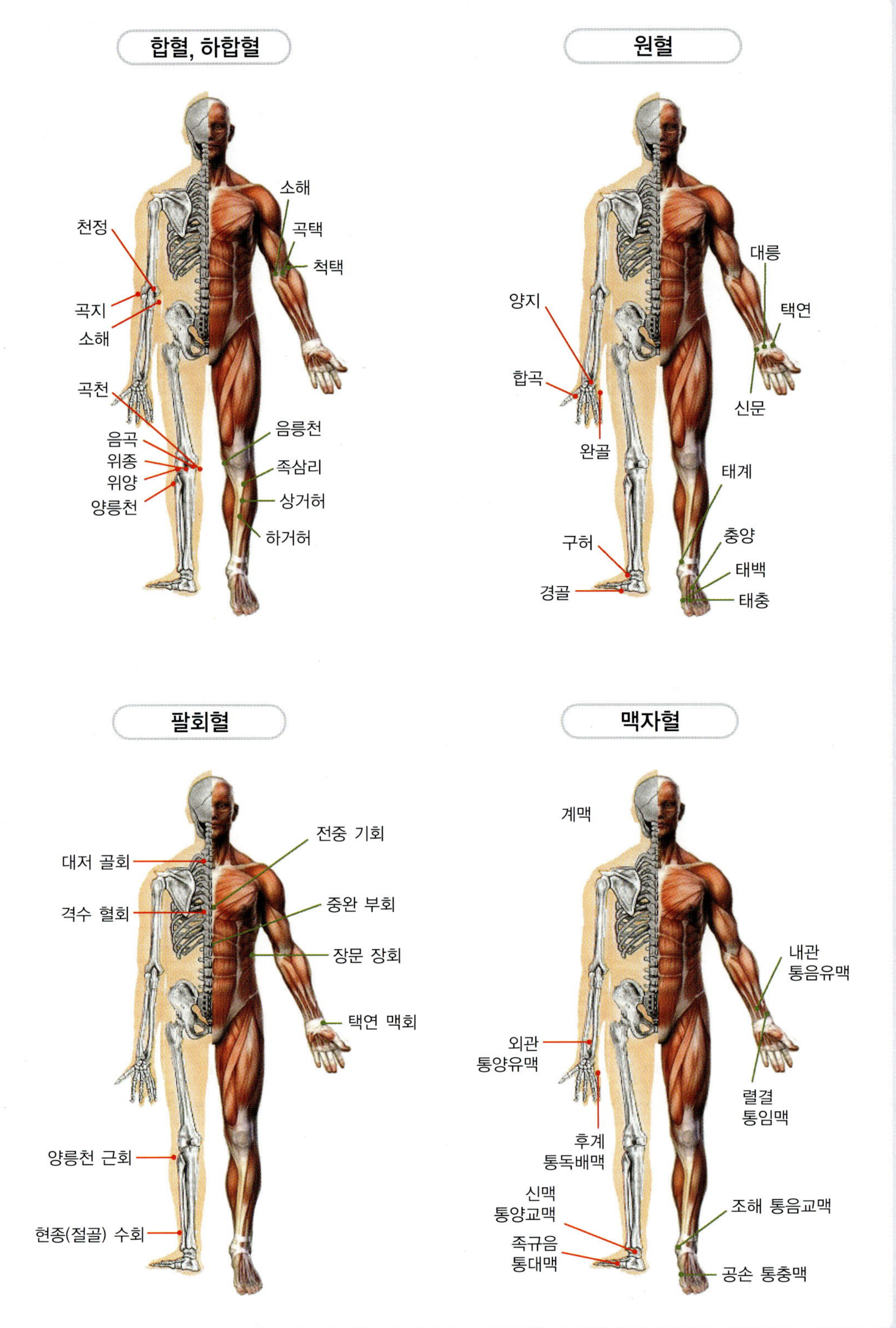

육조영(2013)

인체의 경혈(15)

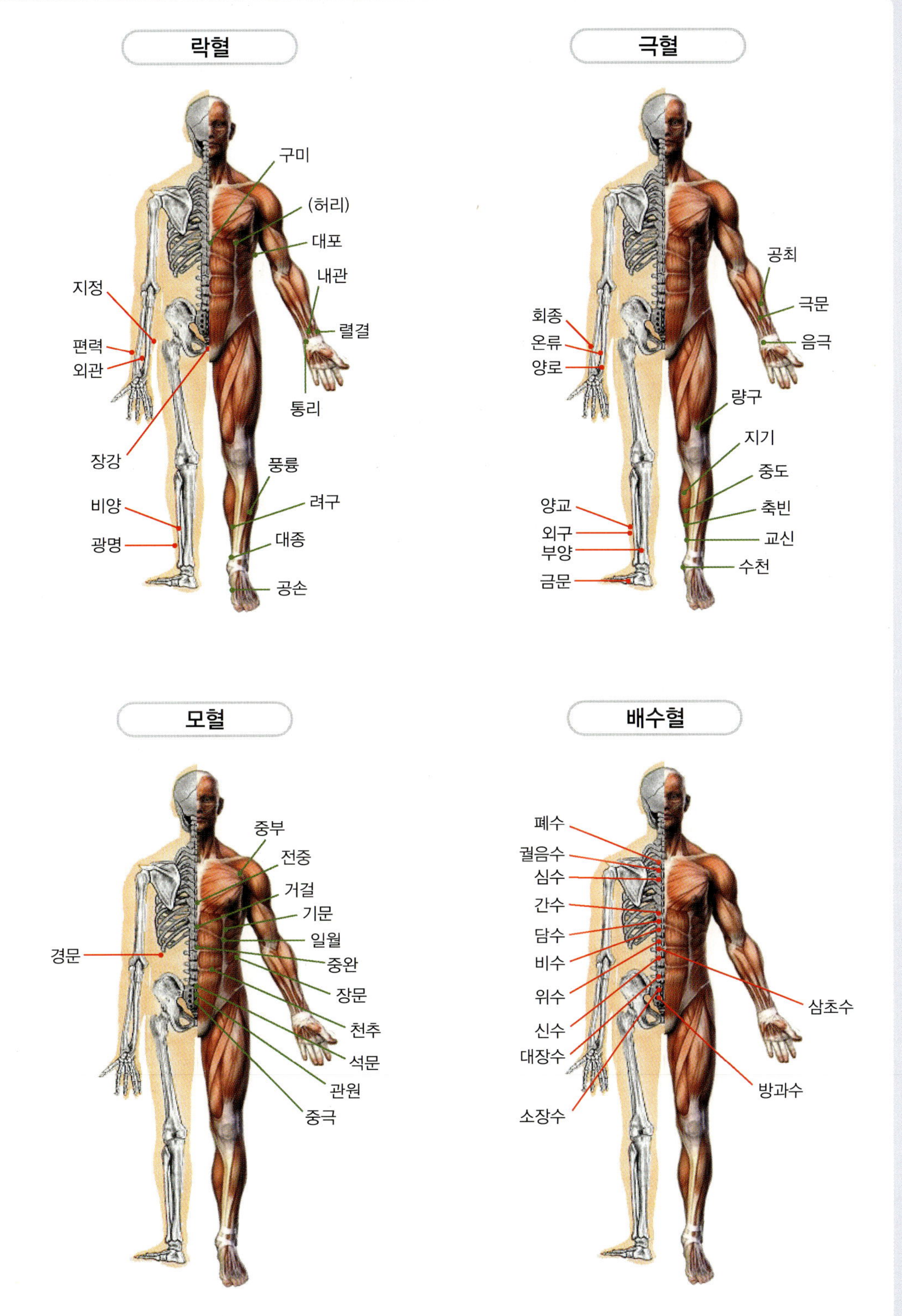

육조영(2013)

마사지의 인체 효과

01 근육에 미치는 마사지 효과

근육은 운동기관이 활동하는 부위이며 각종 동작은 근육의 활동 성향에 달려 있다

근육의 수축은 화학적, 열적, 기계적 자극에 의해 일어난다

근육의 움직임은 중추신경계통에 의해 조절된다

근육계통
신체적 활동이 수축을 통해 움직임이 가능하도록 운동기의 역할을 수행한다

마사지가 근육계통에 미치는 영향

- 근섬유는 산소와 영양분을 공급받는다
- 마사지를 받으면 노폐물이 근섬유로부터 신속하게 배출된다
- 마사지는 근육의 운동기능을 향상시킨다
- 피로한 근육을 마사지하면 근육의 활동 능력이 3~5배 증가한다
- 마사지는 운동 상해 예방에 도움을 준다
- 마사지는 경기력 향상에 도움을 준다
- 마사지는 근육의 혈액 공급을 촉진한다
- 마사지는 근육의 이완 및 수축기능을 조정한다

육조영(2013)

02 인체에 미치는 마사지 효과

스포츠 마사지는 선수의 경기력 향상 (피부, 근육, 기능)을 목적으로 한 기계적인 자극을 일으키는 요법이다.

마사지의 연구 영역

- 인체조직에 대한 물리적 영향
- 마사지가 피로회복에 미치는 영향
- 마사지가 경기력 향상에 미치는 영향
- 마사지가 운동 상해 예방에 미치는 영향
- 마사지가 유연성 증가에 미치는 영향
- 마사지가 림프액의 활동·물질대사·중추신경계·감각기관에 미치는 영향
- 마사지가 기능항진에 미치는 영향
- 마사지가 면역 기능에 미치는 영향
- 마사지가 근육·뼈·림프·소화·호흡·사고 등의 신경 지배 메커니즘에 미치는 영향
- 마사지와 내장 수용기에 관한 연구
- 마사지가 신심 안정에 미치는 영향
- 마사지가 직무 기록에 미치는 영향
- 마사지가 노화 지연에 미치는 영향

근육에 미치는 마사지 효과

스포츠 마사지는 체중, 근과 심신의 기능 회복, 기계적 자극작용, 물리적 자극작용이 기능을 회복시키기 위해 행해지는데 효과가 높다. 또한 예방과 치료, 컨디션 조절 기능에도 중요하게 작용하는 수기요법이다

육조영(2013)

03 피부에 미치는 마사지 효과

피부에 미치는 마사지 효과

- 마사지는 표피의 노폐화한 세포를 피부의 표면으로부터 비늘 조각처럼 분리시킨다
- 마사지를 받으면 피부호흡이 좋아지고 지방선의 분비 기능과 열의 발산을 조절하는 땀샘의 움직임이 활발해진다
- 마사지는 피부의 맥관을 넓히고 혈액순환 피부와 피부 분비선의 상태를 좋아지게 한다
- 마사지는 피부 맥관의 혈액 및 림프액의 흐름을 좋게 한다
- 마사지는 체내의 노폐물을 빠르게 배출시키는 작용을 하며 물질 교환 과정을 현저하게 향상시킨다
- 마사지는 피부근육의 긴장력을 높이고 피부를 매끈하고 부드럽게 한다

육조영(2013)

04 관절기능에 미치는 마사지 효과

뼈와 인체의 결합체와 관계가 있는 골격이다

관절액은 뼈의 접촉 마찰을 적게 하기 위하여 관절강에서 윤활유 역할을 한다

두 개의 뼈로 구성되어 있는 관절을 단순골절이라 하고 두 개 이상의 뼈로 구성되어 있는 골절을 복합관절이라고 한다

뼈가 연결하는 장소는 소절낭으로 싸여 있다. 관절낭은 외층, 섬유질층, 인대층, 내부층, 관절액으로 되어 있다

관절계통
골격의 연결을 통해서 인체의 움직임을 조정하는 기능

마사지가 관절에 미치는 효과

- 마사지는 관절의 영양 섭취를 개선하고 관절염을 방지한다
- 마사지는 결합기관의 탄력성, 내구성을 증가시키고 그것에 등반하여 관절의 가동 범위도 확대된다
- 마사지는 상해 예방뿐만 아니라 회복 및 재활을 위한 최고의 수기요법이다
- 마사지는 관절을 튼튼하게 하며 관절의 견고성을 높이며 관절과 관계한 질병을 예방한다
- 마사지는 관절의 피로를 빠르게 회복시키는 작용을 하므로 스포츠계, 의료계에서 널리 활용되고 있다
- 마사지는 연골조직 파손을 보호하고 피로관절의 회복을 단축한다
- 마사지는 관절의 가동성을 촉진한다

육조영(2013)

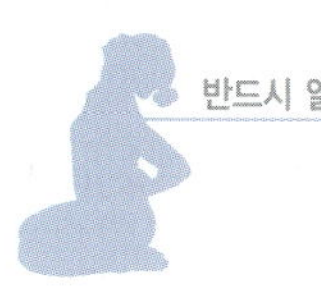

05 혈액에 미치는 마사지 효과

마사지가 혈액에 미치는 효과

- 혈액에 영양 공급을 촉진하고 혈액의 흐름을 원활히 한다
- 마사지는 혈액의 흐름을 빠르게 하고 여러 기관에 산소와 각종 영양분이 보다 활발히 공급되게 한다
- 마사지는 노폐물이 보다 빨리 체외로 배출하도록 돕고 정체 현상의 해소와 각종 부종의 해소를 돕는다
- 마사지는 맥관을 강화하는 수단이다
- 마사지는 맥관 순환을 촉진하므로 자기 자신으로부터 정맥의 환류를 재촉하고 대순환의 동맥 저하를 감소시킨다
- 신체조직의 액상 매체의 흐름을 촉진하고 산소 공급을 원활하게 한다

육조영(2013)

06 림프계에 미치는 마사지 효과

마사지가 림프에 미치는 효과

- 림프액의 흐름을 강화하고 조직의 영양 공급을 개선한다
- 마사지는 림프관에 압력을 더해 림프액의 순환을 촉진시킨다
- 마사지는 고혈압, 비만, 당뇨병, 동맥경화, 심혈관 질환이 있는 사람들에게 널리 이용될 수 있는 최고의 수기요법이다
- 마사지는 림프액의 순환을 촉진시키는 작용을 하므로 육체노동, 좌업식 노동을 하는 사람, 특히 고개를 숙이거나 허리를 옆으로 틀고 앉는 사람들에게 꼭 필요한 요법이다
- 동통을 방지하고 림프류에 의한 전염을 방어한다
- 조직 내의 세균을 차단한다

육조영(2013)

07 신경계에 미치는 마사지 효과

마사지가 신경에 미치는 효과

- 마사지는 흥분작용에 영향을 주고, 말초신경에 작용하며 대뇌 반구 피질을 중개하여 중추신경계통에 전달하는 작용을 한다
- 마사지기법 중 경찰법과 진동법은 진정작용을 한다
- 마사지기법 중 유념법과 수권 고타법, 절타법, 박타법, 이중 고타법은 자극을 불러일으킨다
- 마사지는 육체 및 지적노동 후 활력과 경쾌한 기분을 일으키고 직무 만족도와 작업 능률을 향상시킨다
- 마사지는 혈액을 촉진한다
- 단기 마사지는 기능을 높이고 장기 마사지는 기능을 퇴각시킨다
- 마사지는 자율신경계통에 대해서는 반사작용을 나타낸다

육조영(2013)

08 소화기계통에 미치는 마사지 효과

신체 표면의 자극이
내부 장기 기능에
영향을 미치는 현상을
체표내장반사라
한다

내부 장기 상태가
신체 표면에
나타나는 것을
내장체표반사라
한다

소화기계통
영양 공급을 위해
음식물을 분배,
섭취하는 기능을
수행

마사지가 소화기에 미치는 효과

- 복부 마사지는 위장의 연동운동, 소화액의 분비작용을 향진시킨다
- 복부 마사지는 소화, 흡수작용을 활발히 하고 위장의 내용물 배출을 원활하게 한다
- 전신 마사지는 메타포리즘을 왕성하게 하여 소화기능을 향상시킨다

육조영(2013)

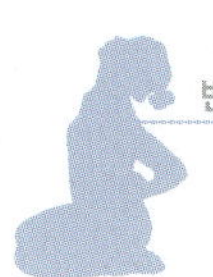

09 호흡기계통에 미치는 마사지 효과

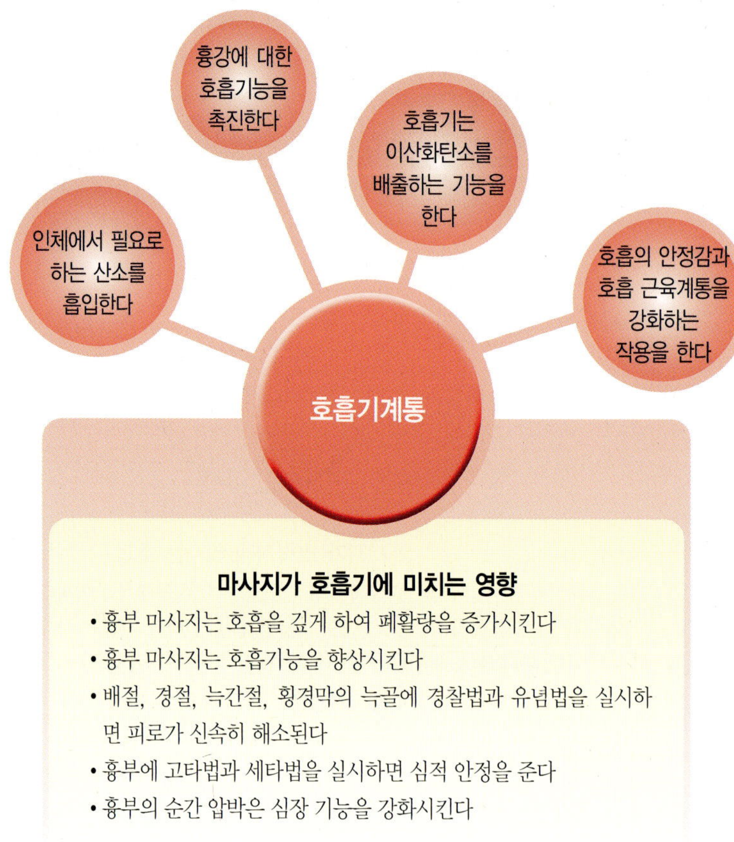

육조영(2013)

10 물질대사에 미치는 마사지 효과

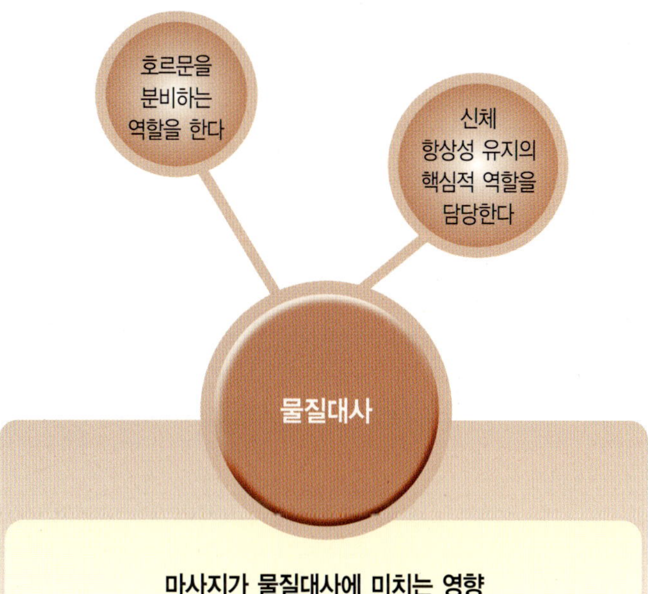

마사지가 물질대사에 미치는 영향

- 마사지는 혈액의 산·알칼리 균형을 파괴하지 않고 분비 변화에도 영향을 미치지 않는다
- 마사지는 탄산 분비를 동반하는 전체 산소 수요를 10~15% 정도 증대시킨다
- 마사지는 소변 중에 인산염, 젖산염, 유기산의 분비가 제거되어 풍부한 알칼리도 일소된다
- 마사지는 가스대사를 향상한다
- 마사지는 젖산 함유물질의 증대를 촉진하지 않아 산성증을 일으키지 않는다

육조영(2013)

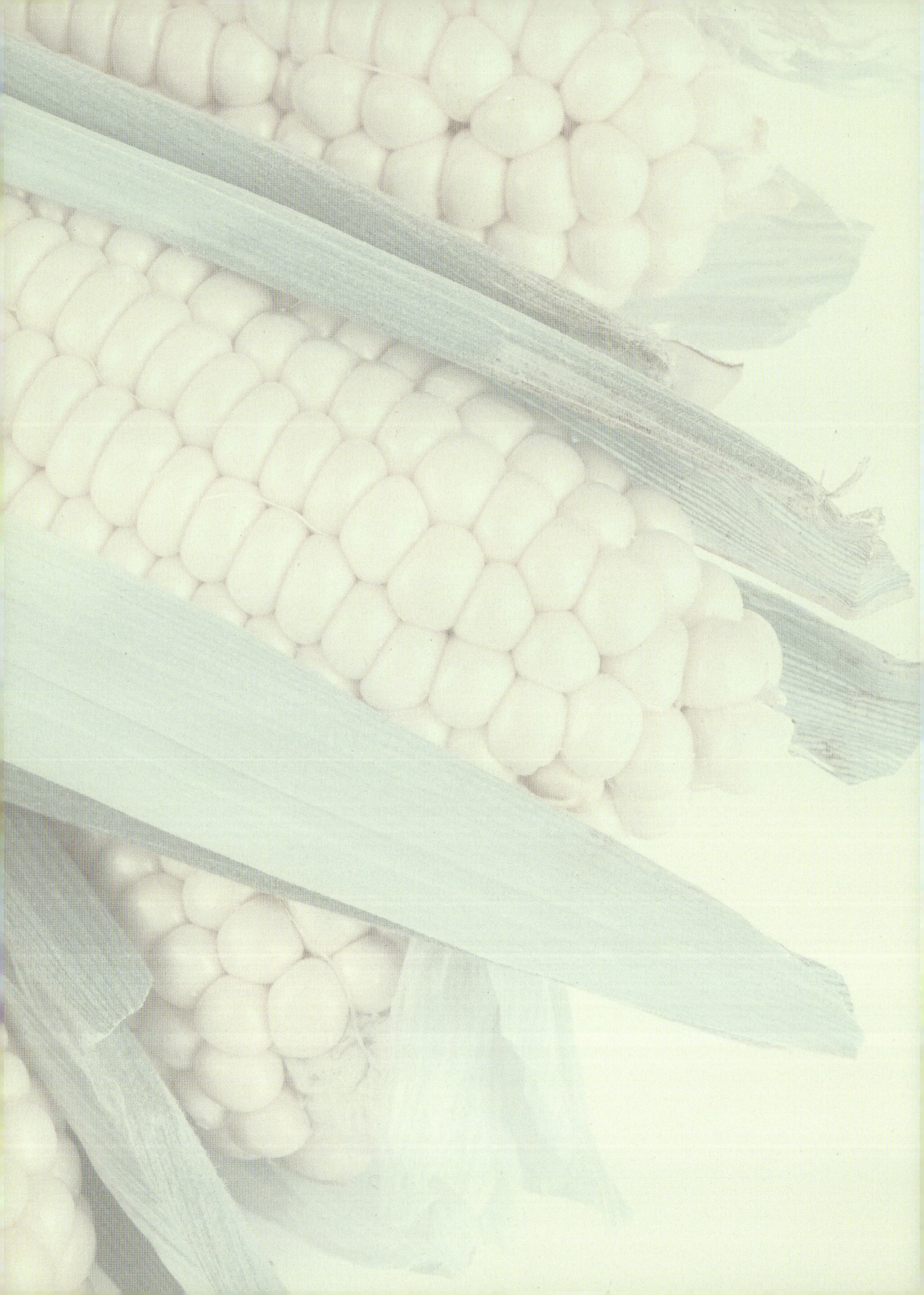

Section

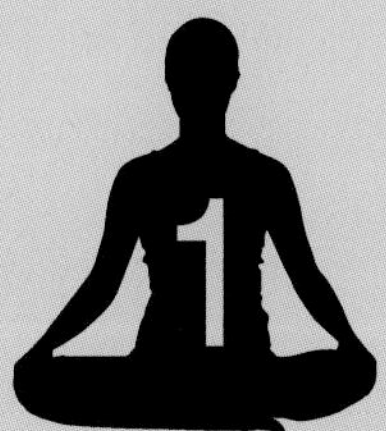

당뇨병환자들이
많이 먹어야 할 음식

당뇨병 환자의 식단 원칙

당뇨병환자의 음식준비는 지극히 중요한데 이는 기타 모든 요법의 기초가 된다. 증세가 가벼운 환자일 경우에는 식이요법만으로도 증세가 조절되며 중증환자는 약물치료시 반드시 식이요법을 병행해야 한다.

구체적으로 당뇨병환자의 음식원칙에는 아래와 같은 몇 가지가 있다.

▶ 하루 세끼를 제때에 적당량을 먹어야 한다. 세끼를 두 끼로 줄이면 안 된다. 아침과 점심을 적게 먹고 저녁을 폭식하지 말아야 한다. 식사를 거르지 말아야 하며 식사 시간이 지나 계속 먹어도 안 된다.

▶ 6가지 종류의 음식을 균형 있게 섭취해야 한다. 당뇨병환자는 매일 균형 있게 우유류, 오곡근경류, 콩, 계란, 생선, 고기류, 야채류, 과일류 그리고 지방류 음식을 섭취하여야 한다.

▶ 섬유질을 풍부하게 함유한 음식을 많이 섭취하여야 한다. 이런 음식에는 현미, 곡물전체, 혹은 통밀빵 등이 있다.

▶ 염분이 많은 음식물의 섭취를 줄여야 한다. 당뇨병환자는 반드시 고염분과 과도하게 가공한 식품, 이를테면 통조림, 햄, 납육, 소금에 절여 말린 갓, 야채절임, 김치, 꿀에 절인 과일 등을 피해야 한다.

▶ 당류 음식물은 주의해야 한다. 당류는 계획된 비율과 다당류 위주로 섭취해야 하며 단당류나 셀로비오스 같은 음식은 피해야 한다.

▶ 고지방과 고콜레스테롤 음식은 적게 먹어야 한다. 가능하면 계란 노른자위, 어란, 동물내장, 해산물 등 콜레스테롤이 높은 음식은 적게 먹어야 한다. 동시에 돼지껍질, 닭껍질 등 고지방음식은 먹지 말아야 한다.

01 귀리

▶ **유효성분** 식이섬유, 단백질, 아미노산, 비타민B1, 비타민E, 마그네슘, 망간, 셀렌, 아연

- **혈당을 낮추는 원리** 귀리 중의 식이섬유는 소화계통의 기능을 강화하여 식후 혈당이 오르는 것을 지연시킨다. 귀리 중의 비타민B1은 당류의 대사에 작용하여 혈당의 정상적인 수준을 유지하게 한다.

  귀리에 함유된 마그네슘, 망간은 인슐린의 기능을 강화시키고 혈당이 높아지는 것을 조절한다. 또한 귀리에 함유된 아연은 인슐린을 만드는데 필요한 요소이다. 귀리에 있는 셀렌은 인슐린의 기능과 비슷하여 체내의 혈당수치를 안정시키는 역할을 한다.

- **기타 보건효능** 귀리는 심혈관 질환을 예방하고 골다공증을 예방하며 변비를 개선한다. 콜레스테롤을 낮추며 상처를 빨리 아물게 하고 빈혈을 예방한다. 암을 방지하고 혈액순환을 촉진시키며 혈액지질을 낮춘다.

- **힌트**

  ▶ 싱싱하고 알이 꽉 찬 귀리를 골라야 귀리의 영양보존이 가장 완벽하다.

  ▶ 가능한 진공 포장한 귀리를 선택해야 하며 유효기간을 확인하여야 한다. 포장하지 않은 귀리를 살 때에는 벌레가 없는지 곰팡이가 끼지 않았는지를 확인해야 한다.

  ▶ 귀리는 산성물질의 함량이 높으므로 인체가 음식 중의 칼슘, 인, 철 등 광물질 흡수한다. 또한 귀리는 동시에 성질이 차기에 소화가 잘 되지 않는다. 때문에 비위가 약한 사람은 섭취를 삼가야 한다.

▶ 귀리는 영양이 풍부하고 균형적이기에 아주 높은 영양가치와 약용가치를 가지고 있다. 이처럼 귀리는 인체에 필수적인 8가지 아미노산을 함유하고 있으며 당뇨병환자의 음식 수요를 만족시킬 수 있다.

02 메밀

▶ **유효성분** 단백질, 지방, 비타민B군, 말산, 칼슘, 마그네슘, 트립토판, 루틴, 아연, 식이섬유

- **혈당을 낮추는 원리** 메밀은 혈당을 제어하는데 중요한 작용을 한다. 식이섬유는 식후 혈당이 오르는 속도를 지연시키고 말산, 트립토판, 비타민B군은 당류대사에 보조적인 작용을 하며 칼슘은 인슐린 분비정보를 전달한다. 아연은 췌장에서 인슐린을 만드는데 없어서는 안 될 요소이며 루틴은 인슐린의 분비를 향상시키고 마그네슘은 인슐린기능을 강화한다.

- **기타 보건효능** 메밀은 혈압을 낮추고 소화를 도우며 심혈관을 보호하고 콜레스테롤을 낮추며 체중을 조절한다.

- **힌트**
  ▶ 메밀가루는 흑백 두 가지 종류로 나뉜다. 흑메밀가루는 알곡의 내층을 갈아서 만든 것인데 루틴은 표층의 함량이 내층보다 훨씬 많으므로 흑메밀가루는 당뇨병환자에게 더욱 적합하다.
  ▶ 흑메밀과 비타민C를 함유한 음식과 함께 먹으면 미세혈관을 보호하는 작용을 강화할 수 있다.
  ▶ 1g의 메밀에는 1mg의 루틴이 함유되어 있다. 인체의 매일 수요량은 30mg이다. 때문에 메밀의 하루 섭취량은 약 30g이면 충분하다.
  ▶ 메밀이 함유한 단백질은 수용성이기에 탕과 함께 먹으면 더욱 많은

영양을 섭취할 수 있다.

▶ 과민체질, 허약한 사람, 비위가 허약한 사람, 암환자는 메밀을 삼가
야 한다.

03 밀

- ▶ **유효성분** 비타민A, 비타민B군, 식이섬유, 마그네슘, 칼슘, 아연, 셀
렌, 아미노산, 광물질

- **혈당을 낮추는 원리** 밀에 함유한 비타민A, 비타민B군, 식이섬유와 광
물질 등 영양성분은 인슐린의 기능을 강화하고 인체의 당류대사를 촉
진시킨다. 그중 비타민B6은 췌장β-세포를 보호하며 비타민A는 인슐
린세포가 유리기의 파괴를 받지 않도록 보호하며 칼슘은 인슐린분비
의 정보를 전달한다.

- **기타 보건효능** 밀은 산화방지, 피로해소, 면역력 강화, 기억력 강화,
암을 방지하고 노쇠방지, 심혈관 보호, 결장암을 예방, 신경세포 보호,
신진대사 촉진, 정신수양, 마음안정, 심계항진, 불면 치료, 불안 해소

- **힌트**

▶ 정제하지 않은 밀을 먹으면 혈액순환 중의 에스트로겐의 함량을 낮
추고 갱년기종합증을 경감시키고 유선암을 예방하는 작용을 한다.

▶ 분말상태인 밀의 배아를 우유나 과즙 혹은 야채탕에 넣어서 먹으면
당뇨병환자한테 아주 좋다.

▶ 밀과 좁쌀을 깨끗이 씻은 뒤 입쌀과 함께 끓여도 된다.

▶ 위가 찬 사람은 삼가야 한다.

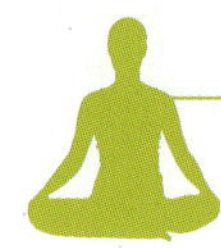

04 율무

▶ **유효성분** 비타민B군, 식이섬유, 아미노산, 아연, 마그네슘, 단백질

• **혈당을 낮추는 원리** 율무에 함유된 아미노산, 비타민B1, 비타민B2는 당류의 대사를 촉진시키며 식이섬유는 식후의 혈당상승을 지연시킨다. 율무에 풍부한 아연은 췌장이 인슐린을 만드는데 없어서는 안될 요소이며 마그네슘은 인슐린의 기능을 강화시킨다. 이 외에 율무의 단백질 함량은 곡류 중에서 으뜸일 만큼 좋은 영양식이다. 때문에 당뇨병환자의 제일 좋은 대체음식이라 할 수 있다.

• **기타보건효능** 율무는 지방대사를 촉진시키고 피부를 희고 아름답게 하며 저밀도 지단백 콜레스테롤(LDL)을 낮추고 소화를 도우며 부종을 해소한다.

• **힌트**

  ▶ 율무는 주식류에 속하는데 녹말의 함량이 꽤 높다. 비록 혈당을 낮추는 기능이 있다고는 하지만 당뇨병환자는 섭취량을 제어하여야 한다.

  ▶ 율무가 함유하고 있는 당류의 점성이 꽤 높고 소화가 잘 되지 않기 때문에 여러 번에 나누어 적은 량을 먹어야 한다.

  ▶ 월경 중이거나 임신한 여자는 율무를 먹지 말아야 한다. 복통이나 주변에 임신중단 등 부작용을 일으킬 수 있다.

  ▶ 율무는 삶아서 익히기 어렵다. 그러므로 삶기 전에 따뜻한 물에 2~3시간 불려서 수분을 충분히 흡수하게 한 다음 다른 쌀과 같이 끓이면 쉽게 익힐 수 있다.

  ▶ 신선한 우유를 끓여 율무 가루를 섞어서 먹으면 피부가 맑고 윤택해진다.

05 현미

▶ **유효성분** 비타민B군, 식이섬유, 아미노산, 마그네슘, 망간, 아연

- **혈당을 낮추는 원리** 아연, 마그네슘, 망간은 인슐린의 기능을 강화할 수 있고 식이섬유는 탄수화합물이 당류로 바뀌는 속도를 지연시키며 아미노산, 비타민B1, 비타민B2는 당류의 대사를 촉진시킨다.
발아현미는 대량의 아미노산을 함유하였으며 효소의 활성도 제일 강하고 영양도 가장 풍부하다. 또한 현미는 효과적으로 혈당을 낮추는 원인이 된다.

- **기타보건효능** 현미는 혈압을 조절하고 위장연동을 촉진시키며 변비를 개선하고 신진대사를 촉진시킴으로 비만을 예방하며 치매를 예방한다.

- **힌트**

  ▶ 현미의 표면은 피틴산을 함유하고 있는데 이는 인체가 칼슘, 마그네슘, 단백질 등 영양을 흡수하는 것을 방해한다. 그런데 물이 피틴산을 분해하므로 현미는 가능한 깨끗이 씻은 다음 물에 1~2시간 불린 후 다시 끓이면 된다.

  ▶ 벼는 겨, 과피, 종피, 외배유, 분말층, 배유, 배 등의 부분으로 구성된다. 현미는 겨를 벗겨낸 부분이다. 때문에 현미는 입쌀보다 영양 가치가 높다. 이는 벼의 탄수화물 이외의 영양성분이 대부분 과피, 종피, 외배유, 분말층과 배에 있기 때문이다.

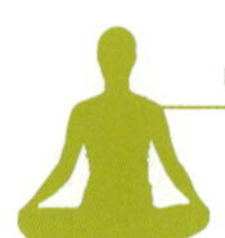

06 팥(적두)

▶ **유효성분** 비타민B1, 비타민B2, 비타민E, 식이섬유, 마그네슘, 아연, 칼슘

• **혈당을 낮추는 원리** 팥은 질이 좋고 값이 저렴한 천연적인 혈당을 낮추는 약재이다. 팥은 인슐린을 도와 혈당을 분해하는데 포도당을 에너지로 전환시키는 "붉은 진주"이다. 팥에는 풍부한 비타민B군이 함유되어 있으며 이는 인체로 하여금 섭취한 여러 가지 영양분을 효과적으로 가동시켜 최대의 기능을 발휘하게 한다. 팥에 함유된 마그네슘은 인슐린을 도와 혈당대사를 도우며 비타민B1, 비타민B2는 포도당이 에너지로 전변되는 것을 돕는다. 팥의 수용성 식이섬유는 식사 후 혈중 포도당의 흡수를 지연시키기에 당뇨병 환자의 증세를 제어하는데 이롭다.

• **기타보건효능** 팥은 혈압과 혈액 지질을 낮추며 물의 흐름에 이롭고 습한 기운을 몰아낸다. 부종을 없애고 해독하며 음허를 보양하고 기를 보충하며 정신을 안정시키고 혈액순환을 촉진시킨다.

• **힌트**

▶ 팥은 가물치, 잉어 혹은 암탉과 함께 요리해서 먹으면 좋다. 이는 부종해소에 더욱 좋은 효과가 있다. 팥은 수분 배출을 원활하게 하므로 오줌이 많은 사람은 삼가야 한다.

▶ 팥과 홍두의 씨는 외형상에서 비슷하므로 모두 "적두"라는 별칭을 가지고 있다. 홍두씨의 외형 특징은 반이 붉은색이고 반이 검은색이다. 홍두씨를 팥이라고 알고 복용하였다가 중독된 사례도 있으므로 식용할 때에 잘 분별해야 한다.

▶ 팥은 딴딴하고 삶아도 쉽게 익지 않는다. 때문에 요리를 할 때에 반드시 몇 시간 물에 불려야 한다.

07 검은 콩

▶ **유효성분** 마그네슘, 칼슘, 셀렌, 글리신, 아르가닌, 레시틴, 콩사포닌, 콩콜레스테롤, 이소플라본, 콩단백질, 식이섬유, 트립신, 키모트립신

• **혈당을 낮추는 원리** 검은 콩은 영양이 풍부할 뿐만 아니라 당뇨병환자에게 적합한 건강식품이다. 이는 검은 콩이 함유하고 있는 트립신과 키모트립신 등의 물질이 췌장의 기능을 강화하며 인슐린의 분비를 촉진시키고 당뇨병의 증상을 완화시키기 때문이다. 검은 콩은 혈당의 생성지수를 낮추는 저당건강식품이다.

• **기타보건효능** 검은 콩은 혈압을 조절하고 혈액 지질을 제어하며 콜레스테롤을 낮춘다. 혈액순환을 원활하게 하며 해독하고 비만을 예방하고 뇌를 건강하게 한다. 지력을 발전시키며 노쇠를 방지하고 대장을 윤택하게 하여 부드럽게 히며 대변을 잘 통히게 한다. 아테롬성동맥경화를 예방하고 부종을 해소한다.

• **힌트**
  ▶ 검은 콩을 고를 때 과립이 포만하고 표면이 광택이 나는 것이 좋은 콩이다.
  ▶ 연구에 의하면 검은 콩은 시아닌이 낮아지지만 콜레스테롤을 낮추는 식물성에스트로겐이 뚜렷하게 증가한다. 다시 말하면 검은 콩은 효과적으로 콜레스테롤을 낮춘다. 그러나 위염, 궤양, 신장결석, 통풍이 있는 사람은 식용을 삼가야 한다.
  ▶ 검은 콩은 테트라사이클린과 동시에 복용해서는 안 된다.
  ▶ 검은 콩은 혈당을 낮추는데 좋은 작용을 할 뿐만 아니라 콜레스테롤을 낮추는데도 아주 좋은 식재료이다. 이는 검은 콩이 콜레스테롤을 거의 함유하고 있지 않고 식물성에스트로겐만 함유하고 있기

때문이다. 이는 인체가 콜레스테롤을 흡수하는 것을 제어하고 혈액 중의 콜레스테롤 함량을 낮추는 작용을 하기 때문이다.

08 옥수수

▶ **유효성분** 카로틴, 비타민B2, 식이섬유, 글루탐산, 칼슘, 마그네슘, 셀렌, 니코틴산, 비타민E, 비타민C

- **혈당을 낮추는 원리** 옥수수에 함유된 풍부한 셀렌과 마그네슘은 신체에 필요한 인슐린의 상황을 전달해주며 인슐린의 기능을 강화한다. 비타민B2는 체내의 당대사를 가속화시키며 효과적으로 고혈당환자의 혈당 수치를 낮추어 준다. 카로틴은 자유라디칼이 인슐린에 대한 파괴를 저지하며 식이섬유는 인체가 탄수화합물에 대한 소화와 흡수를 지연시킨다.

- **기타보건효능** 옥수수는 항산화작용, 아테롬성동맥경화 예방, 기억력을 향상시키고 항암작용이 있으며 혈압과 혈액지질을 낮춘다. 인체면역력을 향상시키고 이뇨작용을 하며 노쇠를 지연시킨다.

- **힌트**
  ▶ 옥수수는 대량의 전분을 함유하고 있다. 비록 옥수수로 입쌀을 대신할 수는 있지만 지나치게 많은 양을 섭취하면 안 된다.
  ▶ 옥수수는 익혀 먹으면 흡수가 잘 된다. 고온가열로 비타민C는 유실되지만 그중 항산화성분은 조리과정에서 배로 방출된다.
  ▶ 옥수수 수염에는 농약이 남아 있을 수 있으므로 식용 전 반드시 냉수에 30분 정도 불린 다음 다시 깨끗한 물로 씻어 내야 한다.
  ▶ 옥수수를 먹을 때 옥수수의 배아는 먹는 게 좋다. 왜냐하면 옥수수의 많은 영양이 모두 이곳에 집중되어 있기 때문이다.

09 구약나물

▶ **유효성분** 식이섬유, 비타민, 철, 칼슘, 아미노산, 불포화지방산, 포도당, 만난

• **혈당을 낮추는 원리** 구약나물이 함유하고 있는 포도당, 만난은 일종의 반 섬유소로서 흡수성이 매우 강하며 팽창 후 그 체적이 50~80배로 커진다. 또한 응교섬유상구조를 이루어 위를 깨끗하게 비우고 음식물이 장에서 소화, 흡수되는 시간을 지연시켜 식후 혈당을 효과적으로 낮춘다. 동시에 구약나물은 흡수 뒤 체적이 팽창하므로 위 내에서 머무르는 시간이 길며 열량이 아주 낮다. 때문에 구약나물은 당뇨병환자의 열량섭취를 제어하며 체중을 경감시키고 포만감을 증가하며 당뇨병질환자의 음식 조절 때 배고픔을 완화시킨다.

• **기타보건효능** 구약나물은 혈압을 낮추고 다이어트에 도움이 된다. 부종을 내리고 항암과 해독에 효과가 있다. 식욕을 돋우고 가래를 삭이며 쌓인 것을 풀어 장 내의 쓰레기를 제거한다.

• **힌트**
  ▶ 구약나물은 특유의 냄새를 갖고 있다. 이런 냄새를 싫어하는 사람은 요리를 할 때에 우선 깨끗한 물에 1~2시간 불린다. 불리는 중에 물을 두 번 정도 갈아주어야 한다. 나중에 끓는 물에 3분간 데치면 구약나물의 냄새를 없앨 수 있다.
  ▶ 구약나물은 일반적으로 투명한 액체가 담긴 포장용 봉지에 넣어서 파는데 이 액체는 구약나물의 염기성을 유지하게 한다. 먹고 남은 구약나물은 다시 이 액체에 넣어서 냉장 보관하여야 한다.

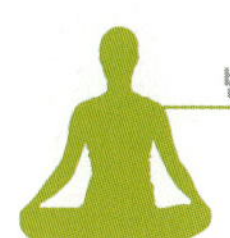

10 강낭콩

▶ **유효성분** 식이섬유, 사포닌, 카로티노이드, 비타민A, 비타민C, 비타민B군, 플라보노이드, 칼슘, 마그네슘, 칼륨

- **혈당을 낮추는 원리** 강낭콩에 함유된 식이섬유는 위장의 연동운동을 촉진시킨다. 당류대사와 콜레스테롤의 배설을 촉진시키며 소화를 돕는다. 강낭콩이 함유하고 있는 비수용성섬유는 배변량을 증가시키고 체내의 노폐물과 지방을 가속 배출한다. 동시에 수용성섬유는 물을 만나면 교질을 형성하며 콜레스테롤에 붙어 장에 흡수되지 못하게 한다. 그 외에 강낭콩은 풍부한 비타민C, 카로틴, 카로티노이드와 플라보노이드를 함유하고 있어서 항산화작용을 한다. 또한 혈관의 탄성을 높이며 당류의 대사를 촉진시키고 혈액순환을 원활하게 유지하도록 한다.

- **기타보건효능** 강낭콩은 혈압을 낮춰 식욕을 촉진시키며 혈액지질을 낮추고 피부를 하얗고 아름답게 한다. 부종을 해소하고 정신을 안정시키며 장부를 조절하고 빈혈과 변비를 예방, 치료한다. 더위를 해소하고 습기를 제거하며 아테롬성동맥경화를 예방한다.

- **힌트**
  ▶ 강낭콩을 고를 때는 짙은 녹색이고 콩꼬투리가 사각사각하고 상큼하며 열매가 돌출된 것이 좋다.
  ▶ 콩류는 쉽게 붓기를 일으키기 때문에 당뇨병환자들은 위장이 불편할 수 있으므로 매일 적당량을 섭취하여야 하며 동시에 물과 탕을 마셔야 한다.
  ▶ 강낭콩은 요리할 때 긴 시간을 끓여야 하며 식전에 끓는 물에 푹 익게 데치거나 기름에 푹 익을 때까지 볶아야 중독을 피할 수 있다.

11 여주(고과)

▶ **유효성분** 비타민B군, 카로틴, 비타민C, 여주단백질, 식이섬유, 마그네슘, 아연

- **혈당을 낮추는 원리** 여주는 풍부한 비타민C와 여주단백질을 함유하고 있는데 이는 당류의 대사를 촉진시키며 혈당의 안정을 유지한다. 비타민C는 아주 강한 항산화기능이 있으며 혈관을 보호하고 세포를 강화시키며 당류의 대사를 촉진시킨다.

  연구에 의하면 여주의 열매와 종자에는 인슐린 기능과 흡사한 단백질을 함유하고 있다고 한다. 이 성분은 당류의 분해를 촉진시키고 과잉당류를 에너지로 전환시켜 혈당을 낮추는 매우 좋은 기능을 가지고 있다.

- **기타보건효능** 여주는 혈관을 보호하고 신진대사를 촉진시키며 세포를 강화한다. 또한 더위와 갈증을 해소하며 지방을 제거하고 체중을 감소시켜준다. 피부를 촉촉하게 하며 항산화작용을 하고 면역력을 향상시킨다.

- **힌트**

  ▶ 여주와 살코기를 함께 요리해서 섭취하면 체력을 향상시킬 수 있다. 여주에 함유되어 있는 비타민C와 살코기에 함유되어 있는 철이 배합하게 되면 인체가 철분에 대한 흡수를 촉진시키며 얼굴색이 좋고 윤기가 흐르게 하며 체력을 보충해준다.

  ▶ 여주는 굴과 함께 먹으면 안 된다. 굴에는 아연이 풍부한데, 여주에 함유하고 있는 풍부한 비타민C를 산화시켜 본래의 영양가치를 떨어트리기 때문이다.

  ▶ 여주는 센 불에 빨리 조리하거나 생채무침을 하는 것이 좋다. 이는 여주의 수용성비타민 등 영양성분이 유실되지 않게 하기 위함이다.

  ▶ 여주의 표피는 울퉁불퉁하여 농약이 잔류될 수 있어서 씻을 때 부드러운 솔로 깨끗이 씻어야 한다.

12 연근

▶ **유효성분** 점액단백질, 비타민B1, 식이섬유, 비타민C, 탄닌, 마그네슘, 칼슘, 아연

- **혈당을 낮추는 원리** 연근 속의 점액단백질은 당이 체내에서 흡수되는 속도를 지연시켜 혈당의 상승을 제어한다. 마그네슘과 비타민B1은 체내의 당 대사를 가속화시켜 혈당수준을 제어한다. 탄닌은 아테롬성동맥경화를 방지하며 동맥의 혈관벽을 보호하여 당뇨병환자의 심혈관질환과 합병증이 발생할 수 있는 확률을 낮춰준다. 그 외에 연근은 수용성식이섬유를 함유하고 있어 체내의 당류와 지방과 결합하여 체내의 당과 지방의 흡수를 감소시킨다.

- **기타보건효능** 연근은 혈압을 낮추고 비장을 건강하게 하여 식욕을 돋구며 피와 살을 만든다. 지혈과 어혈을 푸는 작용을 하며 감기를 예방하고 혈중 지질을 낮춘다. 변이 통하게 하고 설사를 멎게 하며 항암작용과 더위를 해소하고 냉혈작용을 한다.

- **힌트**
  ▶ 연근을 살 때 마디가 짧고 굵으며 원기둥모양의 표면에 광택이 있으며 유백색에 구멍이 작고 구멍에 흙이 들어가지 않은 것으로 골라야 한다. 이런 연근은 성장이 좋고 영양가치가 더욱 높다.
  ▶ 연근은 탄닌을 함유하고 있는데 연근을 갈아서 즙을 내여 마시면 위장염과 궤양을 개선할 수 있다.
  ▶ 연근은 성질이 차므로 설사가 있거나 비위기능이 좋지 못한 사람은 날로 먹으면 안 된다.
  ▶ 연근에 함유하고 있는 전분의 양은 꽤 많으므로 많이 먹으면 높은 열량이 축적되기 때문에 적당히 먹어야 한다.

13 우엉

▶ **유효성분** 식이섬유, 카로틴, 눌린, 비타민B군, 비타민C, 마그네슘, 광물질

- **혈당을 낮추는 원리** 우엉에는 풍부한 식이섬유와 카로틴이 함유되어 있다. 이들 성분은 당뇨병환자에게 필요한 카로틴을 보충해주며 면역계통을 도와 유리기에 대항하며 인슐린세포의 파괴를 경감시킨다. 광물질과 비타민B군은 당의 대사를 강화시키며 당뇨병환자의 체내의 혈당을 감소시킨다.

  우엉은 눌린 및 섬유소와 같은 수용성식이섬유를 함유하고 있다. 이들 성분은 당류와 지방의 분해과정에서 혈당의 상승속도를 지연시켜 당뇨병환자의 혈당을 조절한다.

- **기타보건효능** 우엉은 피부를 윤택하게 하고 지방을 분해하며 항암작용을 한다. 체력을 회복시키며 중풍을 예방하고 혈액순환을 촉진시켜 인체의 이른 노화를 예방한다. 위를 건강하게 하고 장을 깨끗하게 하여 독소를 배출하며 콜레스테롤을 낮춘다.

- **힌트**

  ▶ 우엉은 성질이 차고 매끄러워 배변을 촉진하는 작용을 하므로 비장이 허하고 자주 설사하는 사람은 삼가야 한다.

  ▶ 씻어 놓은 우엉은 사지 말아야 한다. 우엉의 단맛은 껍질 안쪽에 있는데 씻으면 단맛이 사라진다.

  ▶ 우엉은 통풍이 잘되고 건조한 곳에 보관하여야 한다.

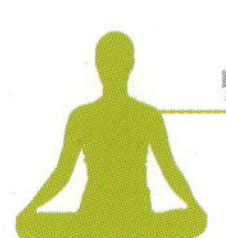

14 오이

▶ **유효성분** 펙틴, 비타민B군, 비타민C, 비타민E, 카로틴, 식이섬유, 칼륨, 하이드록시말론산

• **혈당을 낮추는 원리** 오이 중의 펙틴은 장의 당 흡수를 효과적으로 조절하여 고혈당환자의 혈당을 낮춰준다.

그 외에 오이는 저열량, 저지방, 저당의 우수한 식품이다. 오이가 함유한 하이드록시말론산은 효과적으로 당류물질이 체내에서 지방으로 전환되는 것을 제어한다. 이는 당뇨병 예방과 치료에 중요한 의의가 있다. 특히 위가 마르고 진액이 상한 사람 혹은 덥고 건조하며 폐가 상한 당뇨병환자에게 특히 좋은 식품이다.

• **기타보건효능** 오이는 면역력을 향상시키고 혈관을 튼튼하게 해주며 얼굴을 가꾸며 살이 빠지게 한다. 관상동맥심장병을 예방하고 배변을 촉진시키며 열을 해소하고 이뇨작용을 한다. 콜레스테롤을 낮추고 노화를 방지하며 신체를 강건하게 한다.

• **힌트**

▶ 신선한 오이는 출하한 지 얼마 되지 않았기에 꼭지 쪽이 신선하고 치켜들고 있으므로 살 때는 손으로 눌러보면 좋다.

▶ 오이는 토마토와 함께 먹으면 좋지 않다. 왜냐하면 오이에는 비타민C을 분해하는 효소가 함유되어 있어서 토마토와 함께 먹으면 토마토의 비타민C을 파괴하게 된다.

▶ 오이즙을 피부에 바르면 피부가 부드럽고 매끄러워지며 광택이 난다.

▶ 간질환과 위장병이 있는 사람은 절인 오이를 적게 먹어야 한다.

15 마

▶ **유효성분** 비타민B군, 콜린, 식이섬유, 전분효소, 점액단백질, 마그네슘, 아연

- **혈당을 낮추는 원리** 아연, 마그네슘, 전분효소제어제는 마가 혈당을 제어하는 데 작용하는 주요성분이다. 그중 전분효소제어제는 장도 내의 전분분해기능을 억제하여 전분이 분해하여 당으로 변하는 속도를 늦추어 혈액 중 혈당의 수치를 낮춘다. 동시에 마의 점액단백질은 수용성식이섬유의 일종으로 혈당의 상승을 늦춘다. 당뇨병환자가 마를 식용하면 점액단백질은 장내에서 응고물질을 만들어 섭취된 당류와 지방을 감싸서 혈당의 상승속도를 지연시킨다. 그 외에 마에 함유되어 있는 식이섬유는 당류의 분해를 촉진시킨다. 마에 풍부하게 함유된 콜린은 비타민B군의 작용을 촉진시켜 체내의 당류대사가 더 빨리 진행되도록 한다.

- **기타보건효능** 마는 정신을 안정시키고 기침을 멎게 하며 진액을 만들며 폐에 이롭다. 체중을 감소시키며 나쁜 기운을 없애고 통증을 해소한다. 암을 예방치료하며 식욕을 촉진시킨다. 신장을 보하고 정기를 돕는다. 노화를 방지하고 체력을 강화한다.

- **힌트**
  ▶ 신선한 마는 수분의 유실을 피하기 위하여 랩이나 신문지로 싸서 냉장고에 넣어서 보존한다.
  ▶ 마는 껍질을 벗기거나 자른 곳이 공기와 접촉하면 자흑색으로 변한다. 이는 마 중에 함유되어 있는 효소로 인한 것이다. 때문에 껍질을 벗긴 뒤 마를 식초 넣은 물에 넣으면 색이 변하지 않는다.
  ▶ 변비가 있거나 배가 붓는 사람은 마를 식용해서는 안된다.

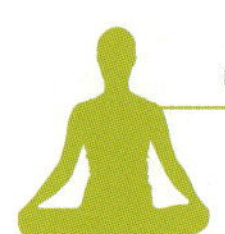

16 셀러리

▶ **유효성분** 칼슘, 인, 철, 마니톨, 칼륨, 아피게닌, β-카로틴, 복합비타민

- **혈당을 낮추는 원리** 셀러리에는 지방의 가속 분해를 촉진하는 화학물질이 있는데 비만인 사람의 체중을 감소시킨다. 제Ⅱ형 당뇨병에 비만합병증이 있는 환자에게는 아주 좋다.

- **기타보건효능** 셀러리는 혈압을 낮추고 나트륨을 체외로 배출하고 신경을 안정시키고 심혈관 질환을 예방하며 암을 예방하고 혈액지질을 낮추며 변비를 예방하고 완화시킨다.

- **힌트**

  ▶ 셀러리의 신선도를 체크한다. 주로 셀러리의 잎을 본다. 잎이 곧고 편평하며 탄성이 있으면 신선한 것이다. 오랫동안 보관한 셀러리는 잎끝이 쳐들려 있으며 잎이 처져 있고 노랗게 변한다. 셀러리 줄기가 짧고 굵은 것이 좋다.

  ▶ 셀러리를 요리할 때 우선 셀러리를 끓는 물에 데친 다음 바로 찬물에 냉각시킨다. 이렇게 하면 셀러리의 색이 초록색을 유지할 뿐만 아니라 요리시간을 단축시켜 기름이 채소에 "침입"하는 시간을 감소시켜 건강에 유익하다.

  ▶ 셀러리를 타우린을 함유한 음식과 조합하면 간장의 기능을 강화시키고 동맥경화성심장병과 고혈압을 예방하는데 도움이 된다.

  ▶ 셀러리는 성질이 차기에 비위가 약하고 찬 사람은 삼가는 것이 좋다.

  ▶ 셀러리는 혈압을 낮추는 작용을 한다. 때문에 혈압이 낮은 사람은 삼가해야 한다.

17 목이버섯

▶ **유효성분** 식이섬유, 카로틴류, 산성다당, 레시틴, 비타민B1, 비타민B2, 니코틴산, 칼슘, 마그네슘, 칼륨, 인, 철

• **혈당을 낮추는 원리** 목이버섯에 함유하고 있는 풍부한 비타민B1, 비타민B2는 당류의 대사를 가속화시키고 칼슘과 산성다당은 인슐린의 분비를 강화시킨다. 목이버섯은 또 항응혈성분을 함유하고 있어서 혈액순환을 촉진시키며 혈전을 예방하고 혈관경화 등 당뇨병 환자에게서 흔히 보게 되는 심혈관 질환을 예방한다. 풍부한 섬유는 포만감이 생기게 하여 부지불식간에 과식하는 것을 방지하며 식후의 혈당을 안정시킨다. 그 외에 목이버섯은 열량이 적고 혈당을 안정시키기에 당뇨병환자에게는 아주 좋다.

• **기타보건효능** 목이버섯은 혈전을 예방하고 체중을 감소시키며 긴징을 보호하고 미용하며 면역력을 향상시키고 신장결석을 방지하며 변비를 개선한다.

• **힌트**

▶ 신선한 목이버섯은 두껍고 탄성이 있으며 외형이 완전하며 부서진 곳이 없다. 마른 목이버섯은 질이 가볍고 색이 검으며 향기가 맑은 것이 좋다.

▶ 마른 목이버섯은 요리하기 전에 찬물에 불려야 한다. 냉수로 꽤 오랜 시간 불리면 좋은 식감을 유지할 수 있다. 뜨거운 물에 불리면 고온에서 목이버섯에 함유된 교질이 물에 분해되어 흐물거리면서 쫄깃한 질감이 없어진다.

▶ 목이버섯은 변을 무르게 하는 작용이 있으므로 쉽게 설사하는 사람은 과식하지 말아야 한다. 또한 목이버섯은 항응혈작용을 하므로 수술을 금방 받았거나 월경중인 여성은 먹지 말아야 한다.

18 양파

▶ **유효성분** 유황 아미노산, 알리인, 아연, 프로필기 황화물, 마그네슘, 크롬, 비타민B군, 케르세틴

- **혈당을 낮추는 원리** 양파에 함유된 유황 아미노산, 알리인, 프로필기 황화물 등 황화물은 체내의 인슐린의 합성과 방출을 자극하며 인슐린을 활성화시키는 작용을 한다. 효능은 당뇨병환자가 혈당을 낮추는 약 톨부타미드를 복용하는 것과 마찬가지다.

  그 외에 양파에 함유된 크롬은 포도당 양을 정상적으로 유지하도록 하여 당뇨병환자의 혈당량을 제어한다. 양파 내의 케르세틴은 인체의 플라본 유도체의 작용하에 일종의 배당체로 되어 강력한 이뇨작용을 한다. 중, 노년 제Ⅱ형 당뇨병환자에게는 고혈압과 고지혈 등 합병증을 방지하는 작용을 한다.

- **기타보건효능** 양파는 아테롬성동맥경화를 제어하고 골다공증을 예방하며 항산화작용을 하고 암과 노화를 방지한다. 혈압을 낮추며 천식을 치료한다.

- **힌트**

  ▶ 양파를 고를 때 외형, 외피, 색깔로 신선도를 판단한다. 질이 좋은 양파는 외관상 구체가 온전하고 손상, 파열, 부식 등 흠집이 없다. 색이 다갈색이며 표피는 건조하다.

  ▶ 양파는 휘발성 기체를 만들기 때문에 지나치게 많이 섭취하면 배가 붓거나 배기가 많아지게 된다. 그 외에 피부가려움증, 안질환이 있거나 폐, 위가 염증이 있는 사람은 적게 먹어야 한다.

19 다시마

▶ **유효성분** 요오드, 칼슘, 푸코이딘, 알긴산나트륨염, 마니톨, 식이섬유, 단백질, 탄수화합물

• **혈당을 낮추는 원리** 다시마에 함유되어 있는 유기요오드는 호르몬의 작용을 하므로 인체의 생물활성물질을 활성화한다. 또한 유기 요오드는 인슐린과 부신피질호르몬의 분비를 촉진시키고 포도당과 지방산의 간장, 근육조직 중의 대사를 촉진시켜 혈당을 낮추는 작용을 한다. 그 외에 당뇨병환자는 쉽게 골다공증에 걸리므로 당뇨병을 치료할 때에는 제때에 칼슘과 적당한 비타민D를 보충해주어야 한다. 100g의 다시마에는 인체가 흡수하고 이용할 수 있는 결합칼슘이 348mg이나 함유되어 있다.
때문에 당뇨병환자는 다시마를 자주 먹어야 당뇨병합병증 골다공증을 예방할 수 있다.

• **기타보건효능** 다시마는 막힌 것을 풀어주며, 가래를 제거하고 기침을 멎게 하며, 원활한 소통, 지방을 제거하고 강압작용을 한다.

• **힌트**
  ▶ 다시마는 성질이 차고 흥분을 가라앉히므로 한꺼번에 많이 먹지 말아야 한다.
  ▶ 위가 허하고 찬 사람은 먹지 말아야 한다.
  ▶ 갑상선항진이 있는 사람은 먹지 말아야 한다. 왜냐하면 다시마에는 요오드가 풍부하기에 증상을 가중시킬 수 있기 때문이다.
  ▶ 다시마는 식용 전 따뜻한 물에 3시간 이상 불려야 한다.

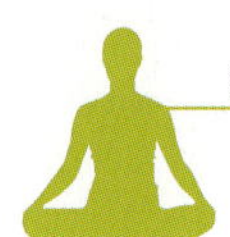

20 생강

▶ **유효성분** 진저롤, 비타민B2, 비타민C, 마그네슘, 동, 진저론, 아연, 망간

- **혈당을 낮추는 원리** 생강은 인슐린의 기능을 활성화하여 인슐린의 작용을 강화시켜 혈당을 낮추는 효능이 있다. 생강 중에 함유되어 있는 진저롤은 지방의 연소를 가속화시키며 전분이 당으로 전환되는 능력을 낮추고 진일보로 혈당의 수치를 낮추는 작용을 한다.

- **기타보건효능** 생강은 기침을 멎게 하고 가래를 삭히며 위를 따뜻하게 하여 통증을 해소하며 혈액을 원활하게 한다. 또한 생강은 모세혈관을 확장시켜 지방을 연소하고 노쇠를 늦추며 식욕을 촉진시킨다. 생강은 신진대사를 촉진시켜 살균해독하며 감기를 예방하고 추위를 물리치고 땀이 나게 한다.

- **힌트**

  ▶ 생강은 성질이 덥기에 체질이 열한 사람은 섭취를 삼가야 한다.

  ▶ 생강은 보온과 소염작용을 하기에 외용약으로 쓰이기도 한다.

  ▶ 부식된 생강에는 유독물질 사프롤이 함유되어 있기에 간장에 강한 해독을 끼친다. 때문에 일단 생강이 부패하면 먹어서는 안 된다.

  ▶ 생강은 사람들의 일상생활 속의 상비 식재료이다. 사온 생강을 제때에 먹지 않고 보관 시간이 길어지면 마르거나 썩는다. 생강의 보존기간을 연장하기 위해서는 생강을 뚜껑이 있는 병에 넣고 병 바닥에 습하고 연한 천을 깐다. 너무 습하면 생강의 부패속도를 가속화시키므로 주의해야 한다.

21 마늘

▶ **유효성분** 단백질, 칼슘, 인, 철, 비타민C, 티아민, 비타민B2, 니코틴산, 알리신, 셀렌, 게르마늄

- **혈당을 낮추는 원리** 당뇨병환자는 대부분 셀렌의 섭취량이 감소되어 체내의 인슐린합성이 저하되어 혈당이 상승한다. 마늘 속에는 많은 셀렌이 함유되어 있어 인슐린의 분비를 촉진시키고 조직세포가 포도당에 대한 흡수를 증가시켜 인체의 포도당내수능력을 높인다. 이는 체내의 혈당을 신속히 내려가게 하며 병원균을 죽여 효과적으로 당뇨병을 예방하고 치료한다.

- **기타보건효능** 마늘은 혈압과 콜레스테롤을 낮추며 혈액지질을 낮춘다. 혈전을 제어하여 노화를 지연시키고 심혈관 질환을 예방하며 항산화작용을 한다.

- **힌트**

  ▶ 마늘과 유채꽃을 배합하여 먹으면 암 예방효과가 배가된다. 왜냐하면 유채꽃이 항산화물질을 함유하고 있고 비타민C와 카로틴은 콜레스테롤을 낮추며 항암작용을 하기 때문이다. 마늘은 혈액지질을 낮추고 항암작용을 한다.

  ▶ 마늘은 꿀과 함께 먹으면 안 된다.

  ▶ 마늘은 양고기와 함께 먹으면 안 된다. 왜냐하면 마늘과 양고기는 모두 성질이 더운 식 재료이기 때문에 함께 먹으면 몸이 덥고 건조하며 쉽게 상초열이 난다.

  ▶ 소화기 질환이 있는 사람은 삼가 해야 한다.

  ▶ 과량으로 식용하지 말아야 한다. 그렇지 않으면 시력이 모호해지며 내려갈 수 있다.

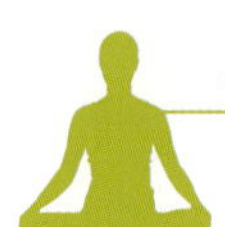

22 녹차

▶ **유효성분** 차다당, 카테킨, 비타민A, 비타민C, 비타민E, 식이섬유, γ-아미노낙산, 카로틴

• **혈당을 낮추는 원리** 차에는 혈당을 낮추는 주요성분인 차다당이 있다. 차다당은 찻잎복합다당의 약칭인데 다당, 펙틴, 단백질 등으로 구성되었으며 그중 다당 부분은 아라비노오스, 자일로스, 포도당, 갈락토오스, 갈락탄 등 수용성다당이 포함되어 있다. 차다당은 유기체의 항산화기능에 대한 향상을 통하여 효과적으로 인슐린의 β-세포가 자유기의 침범을 받지 않도록 보호한다. 그리고 차다당은 효소의 활성을 강화하여 포도당이 6-인산포도당으로 변하게끔 촉매작용을 하고 더 나아가 글리코겐으로 되어 혈당을 낮춘다.

• **기타보건효능** 녹차는 혈압을 낮추고 혈액지질을 낮추며 습기를 없애고 부종을 해소하며 해독한다. 음허를 보하고 기를 보충하며 정신을 안정시키고 혈액순환을 촉진시킨다.

• **힌트**
▶ 당뇨병환자는 무당녹차를 선택하여 마셔야 한다. 당을 함유한 녹차는 백해무익하다.
▶ 찻잎은 오랫동안 담가 두면 성분이 변하기 쉬우므로 차를 담근 뒤 30~60분 내에 마셔야 한다. 밤을 샌 차는 절대로 마시면 안 된다.
▶ 공복에 차를 마시면 위를 상하기 쉽다. 녹차를 마시기 제일 좋은 시간은 식사 이후 30분에서 1시간 사이이다. 식후에 차를 마시면 소화를 돕고 기름기를 배출하는 다이어트 효과를 얻을 수 있다.
▶ 소화기궤양, 신경쇠약, 불면환자는 녹차를 삼간다.

23 말린 조개 관자

▶ **유효성분** 타우린, 아연, 칼륨, 마그네슘, 셀렌, 비타민B2, 비타민B12

- **혈당을 낮추는 원리** 말린 조개 관자에는 대량의 미량원소들이 함유되어 있다. 이런 미량원소는 혈당조절에 아주 좋은 작용을 한다. 아연은 췌장이 인슐린을 만드는데 없어서는 안 될 필요한 요소이다. 적당량의 아연을 보충하게 되면 인슐린을 만드는데 도움이 된다.

  아연에 함유되어 있는 마그네슘은 당류대사과정에서 중요한 작용을 발휘한다. 마그네슘은 인슐린으로 하여금 포도당이 세포에 들어가는 것을 촉진시키며 인슐린으로 하여금 충분히 작용을 발휘하게 한다. 셀렌은 인슐린의 분비를 촉진시킬 뿐만 아니라 포도당의 운반을 촉진시킨다. 타우린은 인슐린의 분비를 촉진시키며 혈당을 낮춘다.

- **기타보건효능** 말린 조개 관자는 상처를 아물게 히고 모발을 보수하며 구강을 보호하고 피부를 보호한다. 콜레스테롤과 혈압을 낮추며 신체를 건강하게 한다.

- **힌트**
  - ▶ 신선한 말린 조개 관자는 색이 황갈색이어야 하며 검게 되거나 하얗게 된 것은 신선하지 않다는 증거다.
  - ▶ 말린 조개 관자에는 납 함량이 높다. 때문에 고혈압환자는 주의하여 섭취해야 하며 절대 한꺼번에 많은 양을 섭취해서는 안 된다.
  - ▶ 신선한 말린 조개 관자의 타우린은 쉽게 인체에 소화 흡수되기에 생식하여도 효과가 좋다.
  - ▶ 피부과민자는 삼가야 한다.
  - ▶ 어린이, 통풍환자는 삼가야 한다.

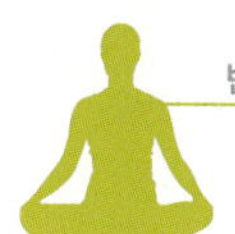

24 백합

▶ **유효성분** 크롬, 마그네슘, 아연, 비타민B2, 비타민B12, 타우린

• **혈당을 낮추는 원리** 백합에는 크롬의 함량이 높다. 크롬은 인슐린의 민감도를 향상시킬 뿐만 아니라 포도당대사의 과정에도 참여하며, 포도당내수인자(耐受因子)의 구성요소이다. 동시에 크롬은 인체가 충분히 당류를 이용할 수 있게끔 도와준다. 백합을 적당히 먹으면 크롬이 당뇨병환자를 도와 혈당의 농도를 조절할 수 있다. 또한 백합 중의 아연은 포도당의 운반을 돕는다. 마그네슘은 에너지대사를 촉진시켜 당뇨병환자의 당류 대사를 촉진시킨다.

• **기타보건효능** 백합은 열을 내리고 가래를 삭히며 콜레스테롤을 낮춘다. 정력에 이롭고 내장을 매끄럽고 윤이 나게 하며 아테롬성동맥경화를 예방하고 원기를 회복시켜 머리를 맑고 깨끗하게 한다. 시력을 보호하고 치매를 예방하며 보혈이뇨작용을 하며 혈액지질을 낮춘다.

• **힌트**

▶ 백합에는 인체의 과민증상을 초래하는 성분이 함유되어 있기에 과민체질인 사람은 식용을 삼가야 한다.

▶ 백합은 성질이 차므로 체질이 허약하고 배가 붓고 설사가 있는 사람은 삼가야 한다.

▶ 익지 않은 백합은 먹지 말아야 한다. 간염 등 질환에 전염되는 것을 피해야 하다.

▶ 백합을 요리할 때 조미료를 첨가하지 말아야 하며 소금도 많이 넣지 말아야 한다. 신선도가 떨어지기 때문이다.

▶ 하루 전에 물에 불리면 흙, 모래를 토해낼 수 있다.

▶ 백합은 셀러리와 함께 먹지 말아야 한다.

25 굴

▶ **유효성분** 타우린, 비타민B1, 마그네슘, 아연, 비타민B6, 비타민E

• **혈당을 낮추는 원리** 굴에는 아연이 풍부하게 함유되어 있다. 아연은 인슐린을 만드는데 필요한 성분 중의 하나이다. 체내에 아연이 결핍되면 인슐린의 분비에 이상이 생기며 혈당의 수치도 영향을 받게 된다. 굴에 함유된 비타민B군은 당류대사를 돕는다.
타우린과 일부 미량원소는 인슐린 분비를 조절하고 자극하는 작용을 한다. 때문에 굴은 당뇨병환자에게 좋은 음식 재료이다.

• **기타보건효능** 굴은 감염을 예방하고 피부를 보양하며 빈혈을 예방하고 발육을 촉진시키며 불면을 개선한다. 혈압을 낮추며 노화를 지연시키고 면역력을 향상시킨다.

• **힌드**

▶ 굴을 살 때 중금속에 오염된 굴을 사지 않도록 주의해야 하다.

▶ 굴을 살 때 외형상으로 작고 단단한 것을 고르며 녹색이 없는 것을 골라야 한다. 왜냐하면 녹색을 띤 굴에는 과량의 동이 함유되어 있을 가능성이 높기 때문이다. 그리고 껍데기가 완전히 닫혀 있는지 비린내가 나지는 않는지도 주의를 기울여야 한다.

▶ 굴은 납 함량이 꽤 높은 편이다. 요리할 때 소금을 많이 넣으면 납 섭취량이 많아지므로 심혈관 부담을 가중시킬 수 있다.

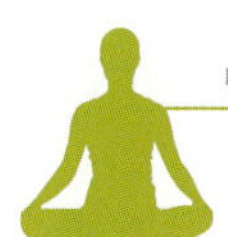

26 올리브유

▶ **유효성분** ω–3지방산, 리놀레산, 리놀렌산, 비타민A, 비타민E, 스쿠알렌

• **혈당을 낮추는 원리** 올리브유 중의 리놀렌산 등은 혈당을 안정시키는 작용을 한다. 올리브유에 함유된 리놀렌산이 체내에서 신체의 상태를 조절하는 프로스타글란딘으로 바뀌어 간접적으로 혈당의 수치를 개선하는 작용을 하기 때문이다. 그리고 올리브에 함유된 비타민E, 스쿠알렌 등 항산화제는 당뇨병환자의 인슐린세포를 보호해준다.

• **기타보건효능** 올리브유는 항산화작용을 하며 콜레스테롤을 낮춘다. 혈전을 예방하며 혈압을 낮추고 심혈관을 강화하며 피부를 보호하고 노화를 방지하고 위염을 예방한다.

• **힌트**

  ▶ 올리브유는 열량이 높기에 당뇨병환자는 적당량을 섭취해야 한다.

  ▶ 올리브유는 영양소는 원료에 따라 차이가 있으므로 살 때에 원산지를 보고 자신에게 맞은 올리브유를 선택해야 한다.

  ▶ 올리브유에도 좋고 나쁜 것이 있다. 일반적으로 유기특급원생올리브유와 원산지보호인증특급원생올리브유로 나뉜다. 이 두 종류의 올리브유는 올리브유 중에서 등급이 가장 높은 올리브유이다. 때문에 살 때에 각별히 주의를 돌려 식별하여야 한다.

  ▶ 올리브유를 눈가의 주름이 생긴 곳에 바르는데 올리브유는 주름을 없애거나 연하게 하는 작용을 한다.

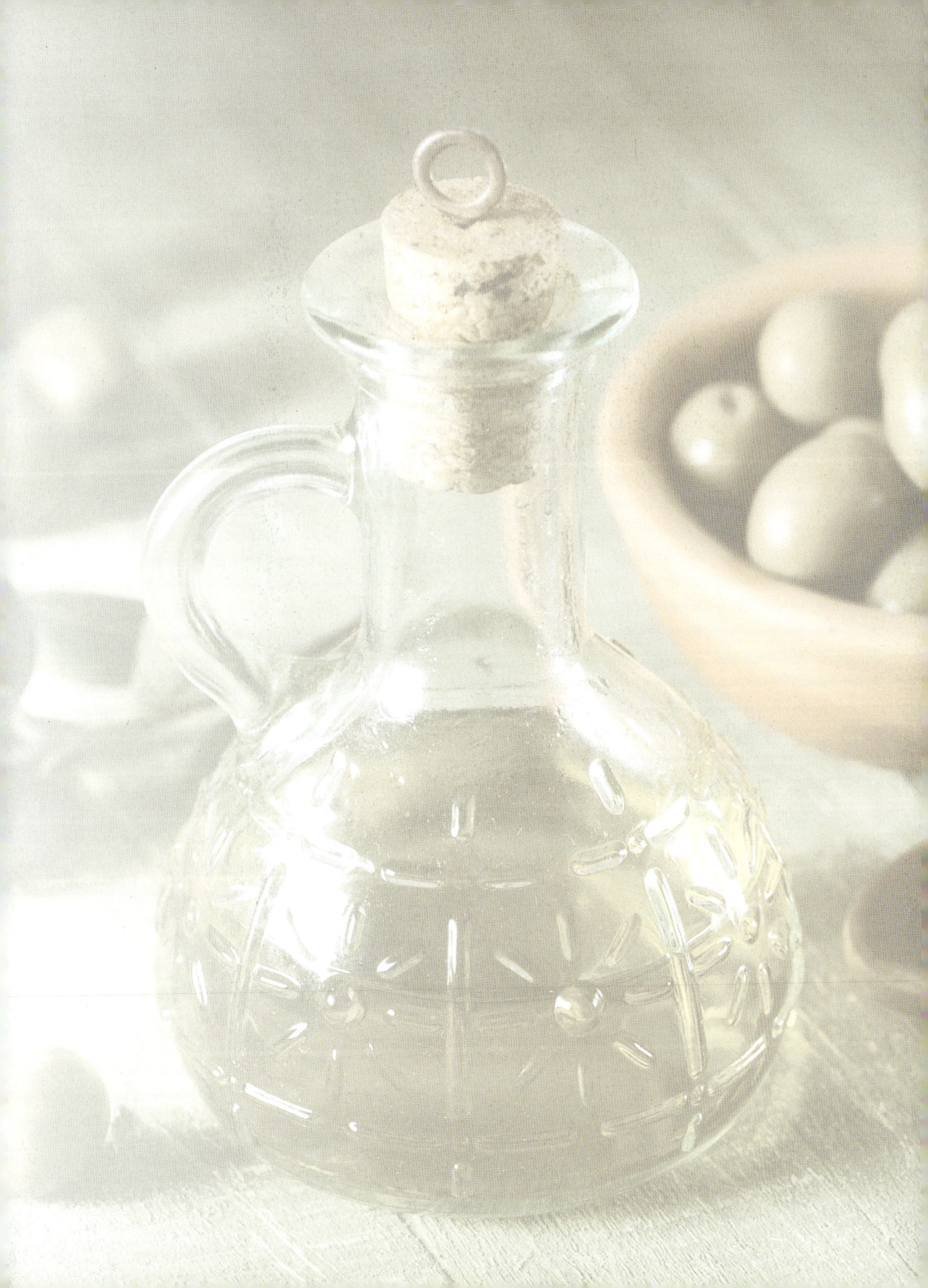

Section

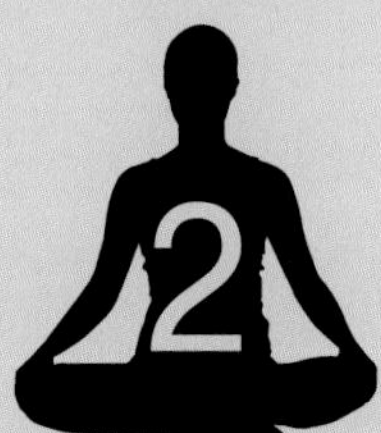

2

전문가들이 말하는 당뇨병의 금기음식

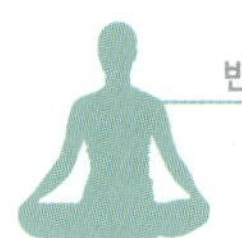

당뇨병환자의 금기음식

❖ 당류

모두가 알다시피 당류가 체내대사에서 얻는 최종산물은 포도당이다. 체내의 포도당 함량이 증가하면 곧바로 혈당의 상승을 초래할 수 있다. 때문에 당뇨병환자와 당뇨병의 위험성이 높은 인군은 당류에 대한 지식을 알고 있어야 한다. 이들 지식은 혈당의 조절에 매우 중요하다. 아래의 식단으로 당뇨병 환자의 당류 섭취를 줄일 수 있다.

▶ 항상 일상적인 식단을 체크하여 설탕으로 요리하는 것을 피해야 하며 꼭 넣어야 할 때는 감미료로 대체한다.

▶ 차, 커피 등 음료에 설탕을 첨가하지 말아야 한다. 설탕을 함유한 음료는 마시지 말아야 한다.

▶ 끓인 물은 제일 좋은 갈증해소제이다. 단 음료를 마시려면 열량이 낮은 음료를 선택해야 한다.

▶ 꿀이나 과일 잼을 빵에 발라 먹은 환자는 가능하면 감미료로 대체하고 크림은 먹지 않거나 적게 먹어야 한다.

▶ 저지방 요구르트와 일반 요구르트에는 많은 양의 설탕이 함유되어 있다. 때문에 당뇨병환자는 요구르트를 지나치게 많이 섭취해서는 안 된다.

▶ 고열량, 고지방 주전부리는 적게 먹어야 하다. 이들 고열량 고지방 식품을 많이 먹으면 혈당의 제어에 영향을 끼친다.

그러나 당뇨병에 걸렸다고 해서 절대적으로 설탕을 사용하지 말라는 것은 아니다. 특히 저혈당이 발생했을 경우 제때에 당을 보충하여 저혈당 증상을 완화시켜야 한다.

01 고추

▶**전문가 의견** 가능하면 적게 먹어야 한다.

• **관건적인 영양지표** (매 100g)

  열량(kcal): 23.0   탄수화물(g): 11.0   단백질(g): 15.0   지방(g): 1.2

• **음식량 추산** 30g을 초과하지 않는다 / 끼니

• **금기이유** 고추에 함유되어 있는 캡사이신은 인슐린의 분비를 촉진시킨다. 하지만 고추는 성질이 덥고 맵기에 많이 먹으면 상초열이 난다. 당뇨병환자는 대부분이 음이 허하고 열이 많은 몸이기에 가능한 적게 먹어야 한다.

02 사탕무

▶**전문가 의견** 가능하면 먹지 말아야 한다.

• **관건적인 영양지표** (매 100g)

  열량(kcal): 75   탄수화물(g): 23.5   단백질(g): 1.0   지방(g): 0.1

• **음식량 추산** 30g을 초과하지 않는다 / 끼니

• **금기이유** 사탕무는 당 함유량이 많기에 당뇨병환자가 먹으면 혈당이 뚜렷이 높아지므로 가능하면 먹지 말아야 한다.

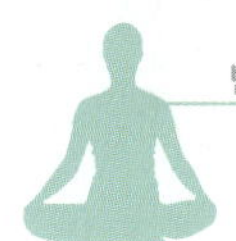

03 고구마

▶ **전문가 의견** 가능하면 먹지 말아야 한다.

• **관건적인 영양지표** (매 100g)

열량(kcal): 105   탄수화물(g): 24.9   단백질(g): 2.1   지방(g): 0.2

• **음식량 추산** 30g을 초과하지 않는다 / 끼니

• **금기이유** 고구마는 당 함유량이 꽤 높은 편이다. 일반적으로 거의 20% 이상이므로 먹으면 혈당이 뚜렷이 높아진다. 때문에 당뇨병환자는 먹지 말아야 한다.

04 대파

▶ **전문가 의견** 가능하면 먹지 말아야 한다.

• **관건적인 영양지표** (매 100g)

열량(kcal): 30   탄수화물(g): 6.5   단백질(g): 1.3   지방(g): 0.3

• **음식량 추산** 10g을 초과하지 않는다 / 끼니

• **금기이유** 파를 많이 먹으면 시선을 모호하게 한다. 시력에 일정한 영향이 있으므로 당뇨병합병안질환 환자는 많이 먹으면 안 된다.

05 올방개(荸荠)

▶ **전문가 의견** 가능하면 먹지 말아야 한다.

• **관건적인 영양지표** (매 100g)

  열량(kcal): 91 탄수화물(g): 21 단백질(g): 1.5 지방(g): 0.1

• **음식량 추산** 10개를 초과하지 않는다 / 끼니

• **금기이유** 올방개는 다량의 전분을 함유하고 있다. 전분은 인체에서 포도당으로 전환된다. 동시에 올방개는 당 함유량이 매우 높아 18% 전후에 달한다. 때문에 당뇨병환자는 먹지 않는 것이 바람직하다.

06 살구

▶ **전문가 의견** 가능하면 먹지 말아야 한다.

• **관건적인 영양지표** (매 100g)

  열량(kcal): 36 탄수화물(g): 9.1 단백질(g): 0.9 지방(g): 0.1

• **음식량 추산** 5개를 초과하지 않는다 / 끼니

• **금기이유** 살구는 성질이 따뜻하기에 많이 먹으면 상초열을 초래한다. 당뇨병환자는 음이 허하고 내열체질이며 면역력이 떨어지기에 가능한 먹지 않는 것이 바람직하다.

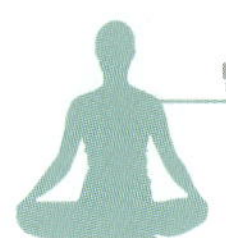

07 포도

▶ **전문가 의견** 가능하면 먹지 말아야 한다.

- **관건적인 영양지표** (매 100g)

  열량(kcal): 41 탄수화물(g): 10.0 단백질(g): 0.2 지방(g): 0

- **음식량 추산** 100g을 초과하지 않는다 / 일

- **금기이유** 포도는 포도당, 과당 그리고 소량의 자당, 목당(자일로스), 그중 포도당의 함량이 제일 높아 10%에 달한다. 때문에 당뇨병환자는 먹지 않는 것이 바람직하다.

08 감

▶ **전문가 의견** 가능하면 먹지 말아야 한다.

- **관건적인 영양지표** (매 100g)

  열량(kcal): 48 탄수화물(g): 11.0 단백질(g): 0.7 지방(g): 0.1

- **음식량 추산** 50g을 초과하지 않는다 / 일

- **금기이유** 감은 수분 이외의 대부분이 당(자당, 포도당, 과당 등)이므로 당뇨병환자는 가급적 먹지 않는 것이 바람직하다.

09 복숭아

▶ **전문가 의견** 가능하면 먹지 말아야 한다.

• **관건적인 영양지표** (매 100g)

열량(kcal): 48　탄수화물(g): 12.2　단백질(g): 0.9　지방(g): 0.1

• **음식량 추산** 1개를 초과하지 않는다 / 일

• **금기이유** 복숭아는 성질이 덥고 당 함유량이 높다. 체질이 허약하고 위장기능이 매우 약하며 신장이 쇠약한 당뇨병환자는 복숭아를 적게 먹거나 가급적 먹지 않는 것이 바람직하다.

10 감귤

▶ **전문가 의견** 가능하면 먹지 말아야 한다.

• **관건적인 영양지표** (매 100g)

열량(kcal): 43　탄수화물(g): 10.3　단백질(g): 0.6　지방(g): 0.2

• **금기이유** 감귤은 수분 외 대부분이 당류물질이다. 포도당, 과당, 목당 등이 포함되는데 매 100g의 감귤에는 당 함유량이 9.6g이다. 많이 먹으면 혈당이 높아지므로 당뇨병환자는 가급적 먹지 않는 것이 바람직하다.

11 단 아몬드 씨

▶ **전문가 의견** 가능하면 적게 먹어야 한다.

• **관건적인 영양지표** (매 100g)

열량(kcal): 514   탄수화물(g): 2.9   단백질(g): 24.7   지방(g): 44.8

• **음식량 추산** 5g을 초과하지 않는다 / 일

• **금기이유** 단 아몬드 씨는 당 함유량이 꽤 높으므로 많이 먹으면 혈당의 조절에 불리하다. 그리고 성질이 따뜻하기에 많이 먹으면 설사나 부스럼을 유발할 수 있으므로 가급적 적게 먹어야 한다.

12 밤

▶ **전문가 의견** 가능하면 먹지 말아야 한다.

• **관건적인 영양지표** (매 100g)

열량(kcal): 34.5   탄수화물(g): 78.4   단백질(g): 5.3   지방(g): 1.7

• **음식량 추산** 세 알을 초과하지 않는다 / 일

• **금기이유** 밤은 성질이 따뜻하고 당 함유량이 높기에 먹으면 쉽게 상초열을 유발하며 혈당이 높아지므로 당뇨병환자는 가급적 먹지 말아야 한다.

13 호두

▶ **전문가 의견** 가능하면 먹지 말아야 한다.

• **관건적인 영양지표** (매 100g)

열량(kcal): 627 탄수화물(g): 19.1 단백질(g): 14.9 지방(g): 58.8

• **음식량 추산** 5g을 초과하지 않는다 / 일

• **금기이유** 호두는 성질이 따뜻하므로 음이 허하고 내열체질인 당뇨병 환자는 자주 먹으면 안 된다.

14 유타오, 유조

밀가루 반죽을 발효시켜 길이 30cm 정도의 길쭉한 모양으로 만들어 기름에 튀긴 푸석푸석한 식품. 주로 아침 식사로 먹음

▶ **전문가 의견** 가능하면 먹지 말아야 한다.

• **관건적인 영양지표** (매 100g)

열량(kcal): 386 탄수화물(g): 50.1 단백질(g): 6.9 지방(g): 17.6

• **음식량 추산** 15g 초과하지 않는다 / 끼니

• **금기이유** 유타오는 지방과 당 함량이 꽤 높으므로 먹으면 혈당조절에 좋지 않다. 그리고 유타오는 고온에서 튀겨낸 것이므로 비휘발성 유독물질이 함유되어 있어 장기간 식용하면 암을 초래할 수 있다.

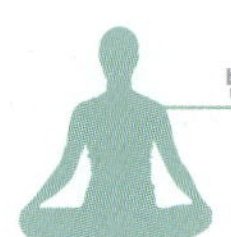

15 과자

▶ **전문가 의견** 가능하면 먹지 말아야 한다.

- 관건적인 영양지표 (매 100g)

  열량(kcal): 433 탄수화물(g): 70.5 단백질(g): 9 지방(g): 12.6

- 음식량 추산 10g을 초과하지 않는다 / 끼니

- 금기이유 과자는 당 함유량이 매우 높은 반면 수분은 적다. 당뇨병환자가 먹으면 혈당이 높아지고 갈증이 심해지므로 가급적 먹지 않는 것이 바람직하다

16 케익

▶ **전문가 의견** 가능하면 먹지 말아야 한다.

- 관건적인 영양지표 (매 100g)

  열량(kcal): 347 탄수화물(g): 66.5 단백질(g): 8.6 지방(g): 5.1

- 음식량 추산 10g을 초과하지 않는다 / 끼니

- 금기이유 케익의 주성분은 전분, 크림, 노른자인데 전분은 인체에서 포도당으로 전환되며 크림, 노른자에는 포화지방산, 콜레스테롤의 함량이 꽤 높기에 먹으면 혈당이 높아진다.

17 햄

▶ **전문가 의견** 가능하면 먹지 말아야 한다.

• **관건적인 영양지표** (매 100g)

열량(kcal): 229　탄수화물(g): 12.0　단백질(g): 9.4　지방(g): 15.9

• **음식량 추산** 10g을 초과하지 않는다 / 끼니

• **금기이유** 햄에는 당과 납(매 100g에 납이 1000mg 가까이 함유되어 있다)의 함량이 꽤 높으므로 당뇨병환자가 식용하면 고혈압, 아테롬성동맥경화를 일으킬 수 있고 심혈관합병증을 유발한다.

18 소의 뇌

▶ **전문가 의견** 가능하면 먹지 말아야 한다.

• **관건적인 영양지표** (매 100g)

열량(kcal): 149 탄수화물(g): 0.1 단백질(g): 12.5 지방(g): 11.0

• **음식량 추산** 10g을 초과하지 않는다 / 끼니

• **금기이유** 매 100g의 소의 뇌에는 2447mg의 콜레스테롤이 함유되어 있다. 많이 먹으면 쉽게 혈관 경화나 혈관이 막힐 수 있기에 아테롬성동맥경화를 일으키고 심뇌혈관합병증을 유발하기 때문이다.

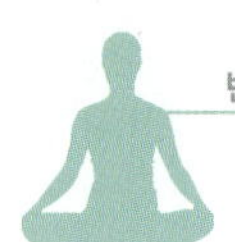

19 치킨

▶ **전문가 의견** 가능하면 먹지 말아야 한다.

- **관건적인 영양지표** (매 100g)

  열량(kcal): 279 탄수화물(g): 10.5 단백질(g): 20.3 지방(g): 17.3

- **음식량 추산** 10g을 초과하지 않는다 / 끼니

- **금기이유** 튀긴 식품은 대다수가 성질이 뜨거우므로 열량이 꽤 높다. 당뇨병환자의 음식치료에서 우선적인 원칙은 총열량의 섭취를 제어하여 섭취한 총열량이 정상 체중 혹은 이상적인 체중보다 적게끔 유지하는 것이 바람직하다. 때문에 당뇨병환자는 치킨이나 튀긴 식품을 가급적 먹지 말아야 한다.

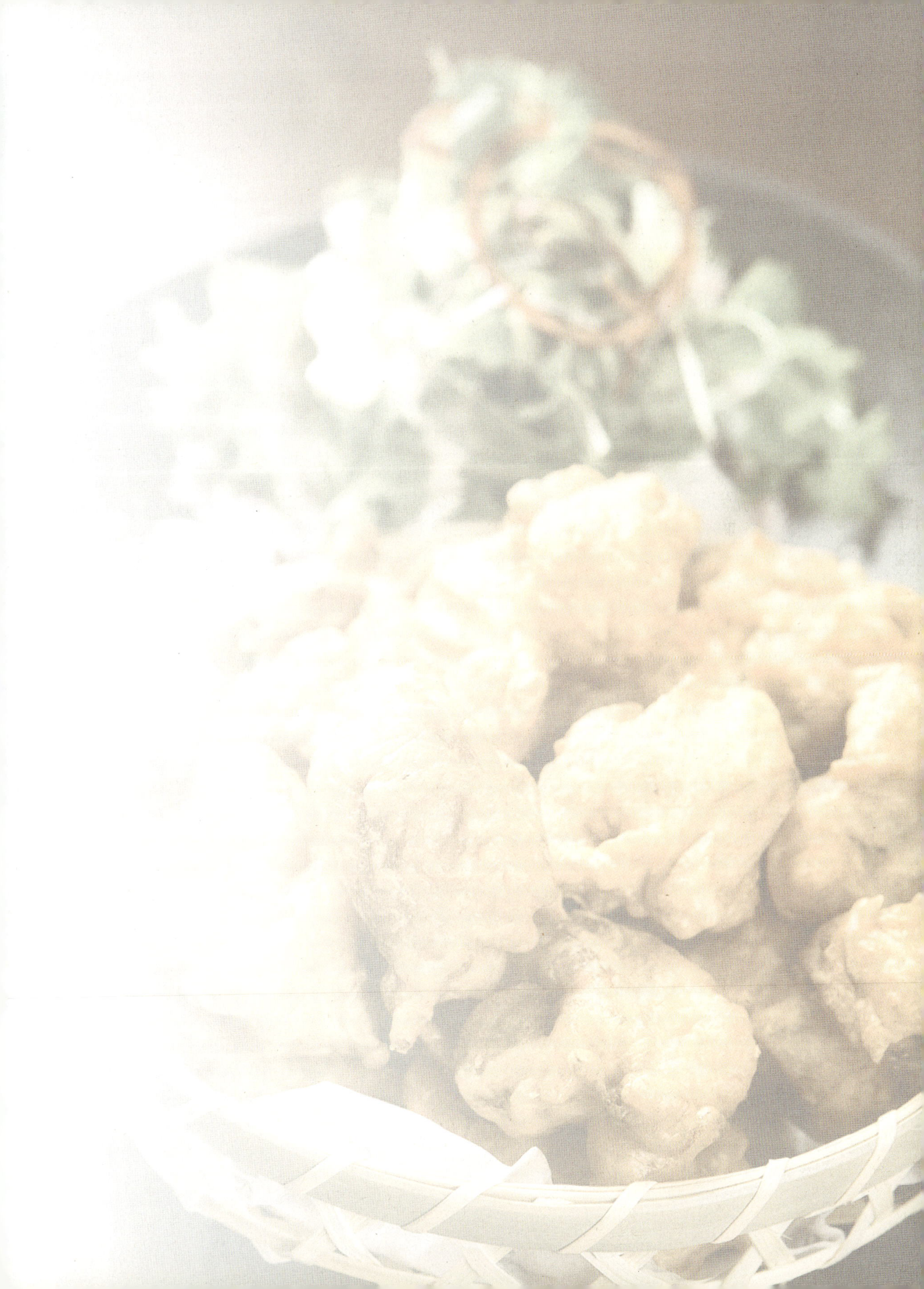

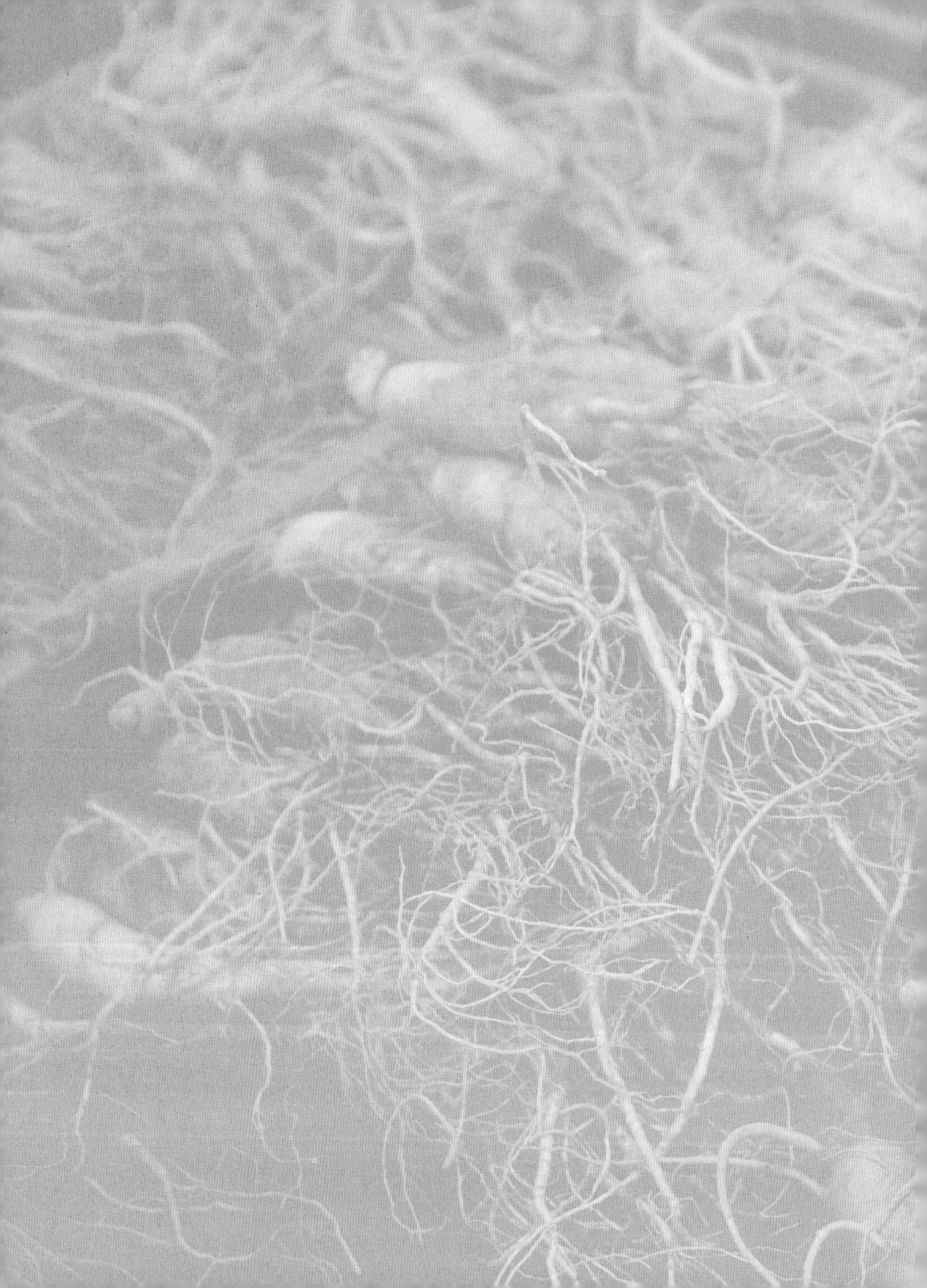

Section

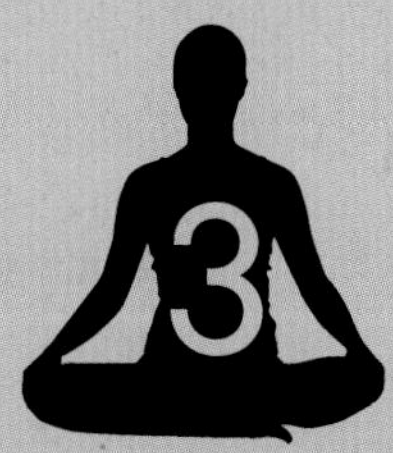

3

전문가가 권장하는 전통약재

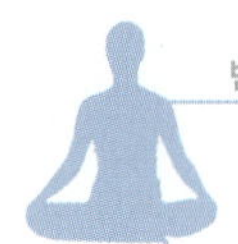

전통약재 복용시 주의사항

일상에서 복용하는 전통약재 중 일부이긴 하지만 부작용을 일으키는 경우가 있다. 이런 경우 대부분 수량을 초과하였거나 장기간 복용하였기 때문이다. 따라서 전통약재는 주의해서 사용해야 한다. 합리적으로 약을 쓴다는 것은 안전한 조제량과 증상에 따른 사용, 의사의 지도에 따른 복용과 약물사용설명서에 따르는 것 등을 말한다. 절대로 약물을 장기간, 과량, 남용하여서는 안 된다. 때문에 당뇨병환자는 중약 복용시 아래의 사항에 주의하여야 한다.

- 의사의 처방을 따른다: 안전 조제량을 복용하여야 한다. 증세에 따라 의사의 지도하에 혹은 약물설명서에 따라 약을 써야 한다.

- 합격판정을 받은 약재를 쓴다: 부적절한 약을 포제, 부당한 제제, 질이 떨어지는 전통약재는 모두 부작용을 초래할 수 있다. 때문에 사용에 용이한 약물을 구매하고 복용하는 것이 질환을 치료하는 전제이다.

- 약재의 복용 수칙을 따른다: 고대 의학자들은 일정한 시간에 약을 복용하는가에 따라 효과의 차이가 크다고 하였다. 달인 약재를 복용하는 시간은 병의 증상과 약물의 성질에 달려 있다. 탕제는 일반적으로 매일 한 첩, 두 번 달여서 복용한다. 두 번 복용할 때의 시간 간격은 4~6시간으로 한다. 임상에서는 증세에 따라서 증가하거나 감소한다. 식전인가 아니면 식후인가 하는 것은 부동한 질환과 약물에 따라 결정된다. 일반적으로 질환의 위치가 횡격막보다 위인 경우에 예를 들면 어지럼증, 두통, 안질환, 인후통증 등은 식후에 복용하는 것이 바람직하다. 또한 질환의 위치가 흉부, 복부아래에 위치한 위, 간, 신장 등 장부의 질환은 식전에 복용하는 것이 바람직하다. 명확하게 규정된 것이 없으면 식후

에 복용하는 것이 바람직하다. 특수약물은 특수한 복용시간에 주의를 돌려 복용하여야 한다.

01 인삼

▶ **별칭** 인함(人銜), 귀개(鬼盖), 지정(地精)

▶ **성미귀경(性味歸經)**

맛은 달고 약간 쓰며 성질은 약간 따뜻하고 비장, 폐경에 속한다.

인삼은 유명하고 진귀한 보약으로써 우리나라에서는 이미 약 4천 년의 사용역사를 가지고 있다. 오랫동안 복용하면 신체를 튼튼하게 하며 장수 할 수 있게 하는 약재이다. 하지만 장기간 과도하게 채집하게 되면 천연적인 분포지역이 좁아진다. "상당삼"의 대표적인 중원 산지(즉 산서 남부, 하북 남부, 하남, 산동 서부)는 이미 인삼의 종적을 볼 수 없다.

현재 동북의 야생인삼도 극히 드물다. 야생인삼은 홍송을 위주로 한 침활엽이 뒤섞여 자라는 혼합림 혹은 잡목림에서 자라는데 장백산, 소흥안령의 동남부에 분포되어 있다. 야생인삼의 채집시기는 일반적으로 7~9월 사이인데 이때 열매가 성숙되어 붉은색을 띠며 발견하기 쉽다. 야생인삼의 제작은 다수가 햇빛에 말리는 방법을 사용한다. 인삼을 깨끗하게 씻은 다음 우선 유황으로 쏘이고 땡볕 아래서 오래 쏘이는 것을 4, 5회 거듭 반복하고 마지막으로 숯불에 천천히 말리면 된다.

• **보건효능** 혈액순환을 촉진시키고 원기를 보충하며 비장을 보하고 폐에 이로우며 음허를 보양한다.

• **약리작용** 인삼은 혈당을 낮추어 당뇨병환자의 일반적인 증상을 개선하며 아드레날린 혹은 높은 포도당침투로 인한 고혈당을 제어한다. 또한 인삼은 음식성고혈당을 낮출 뿐만 아니라 인슐린 결핍으로 인한 저혈당도 높여준다.

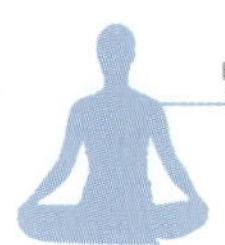

인삼 폴리펩티드가 혈당을 낮추는 작용에 대한 실험연구에서 인삼 폴리펩티드가 혈당과 글리코겐을 낮추며 총혈액지질에는 뚜렷한 영향이 없음을 발견하였다. 인삼 폴리펩티드는 아드레날린, 알록산, 포도당으로 인한 고혈당에 제어작용을 하며 아드레날린이 글리코겐에 대한 분해를 강화한다.

02 지모

▶ **별칭** 모지모(毛知母), 지모육(知母肉), 지삼(地參)

▶ **성미귀경(性味歸經)**

맛이 쓰고 달며 성질이 차고 폐, 위, 신장경에 속한다.

지모는 다년생초본식물로써 높이는 60~130cm, 잎은 기부로부터 무성하게 자라며 가늘고 길며 피침형이며 길이는 33~66cm이다. 꽃줄기는 무성한 잎 속에서 나와 곧게 섰으며 원추형이고 솜털모양에 꽃은 연한 자주색이다. 열매는 긴 타원형이며 안에는 많은 새까만 종자들이 들어 있다. 근경은 땅 밑에서 뒤엉켜 자라는데 약간 납작한 원형이며 위에는 금황색의 긴 융모가 빽빽하게 나 있다.

- **보건효능** 혈당을 낮추고 폐열을 해소하며 위열을 해소하고 신장열을 내린다.

- **약리작용** 지모에는 주요하게 지모 특유의 다당을 함유하고 있다. 이 물질은 알록산으로 인한 고혈당환자의 혈당을 낮추며 글리코겐의 함량을 높여주며 골격근의 탈산 포도당의 섭취능력을 높여준다. 때문에 지모다당은 혈당을 낮추는 작용이 있다.

- **힌트**

▶지모를 오래 쓰게 되면 건조해지며 음을 상하게 되는 단점이 있다. 하지만 음허로 인한 야간빈뇨, 허리가 시큰시큰한 증세가 완화된다.

▶ 설사가 있는 사람은 식용을 삼간다.
▶ 비위가 약하고 찬 사람은 식용을 삼간다.

03 지골피

▶ **별칭** 지골, 구기자근, 구기자채

▶ **성미귀경(性味歸經)**

맛이 약간 달며 성질은 차고 폐, 신장경에 속한다.

지골피는 해발 2,000~3,000미터의 강가, 마른 언덕, 도랑 부근에서 소금과 가뭄에 견디는 탈염모래토양에서 야생 혹은 재배되는데 하북, 내몽골, 산서, 섬서, 녕하, 감숙, 청해, 신강 등지에 분포되어 있다. 초봄과 추후에 채집하는데 흙을 깨끗이 씻어내고 껍질을 벗긴 후 말린다. "본초술"에 기재된 내용에 따르면 다음과 같다. 지골피는 허하고 피로하며 발열을 치료한다. 또한 오고 가는 한열, 흔히 보는 혈증, 코피가 나고 각혈하며 기침을 동반한 천식, 가래, 중풍, 어지럼증, 요통, 비증, 무좀 등 증세를 치료한다.

• **보건효능** 혈당을 낮추고 폐열, 기침과 천식을 예방치료한다. 냉혈, 악창을 치료하고 허열을 해소한다.

• **약리작용** 지골피 추출물은 혈청의 콜레스테롤과 지방을 낮추는 작용을 한다. 지골피의 달인 약, 우림약, 팅크 그리고 주사약은 모두 뚜렷한 혈당을 낮추는 작용이 있다. 때문에 지골피는 당뇨병합병증고혈압, 고지혈환자에게 매우 좋은 효과가 있다.

• **힌트** 지골피는 일반적으로 두 가지 제법이 있다. 정제는 원재료를 가지고 불순물을 제거하고 깨끗하게 씻은 뒤 말리는 것이다. 볶는 방법은 가마를 뜨겁게 달군 후 밀기울을 넣고 연기가 날 때 지골피 편을 넣은 후 미황색이 날 때까지 볶고 밀기울을 가려내면 된다.

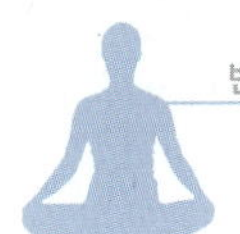

04 황련

▶ **별칭** 소황련, 소엽삼과수, 계조련(鷄爪連)

▶ **성미귀경(性味歸經)**

맛이 쓰고 성질은 차며 심장, 간, 위, 대장경에 속한다.

황련은 해발 1,000~1,900미터의 산골짜기의 선선하고 습기가 있는 음폐된 밀림에서 야생한다. 재배는 4~6년 후에 채집할 수 있으며 5년근이 제일 좋고 일반적으로 늦가을부터 초겨울 사이에 채집한다. 뿌리를 파내어 지상 부분과 흙을 제거하고 불에 말리고 뜨거울 때 당롱(撞籠)에 넣어서 잔뿌리를 제거한다.

황련은 청열작용을 하고 마음을 편안하게 하여 숙면에 도움을 준다. 그리고 그 이외에도 냉혈지혈하고 해독하고 이질을 멎게 하며 음혈부족을 치유하여 마음이 착잡하면서 잠이 잘 오지 않는 증상을 치유한다.

- **보건효능** 혈당을 낮추고 심화와 내열을 치고 지혈작용을 하고 태아를 안정시킨다.

- **약리작용** 황련에는 주요하게 알칼로이드, 베르베린과 유도체가 함유되어 있다. 실험이 증명하다시피 베르베린은 인슐린의 분비와 방출에 영향을 주지 않을 뿐만 아니라 간세포막인슐린수용체의 개수와 친화력에도 영향을 주지 않으며 알라닌을 기초로 한 글리코겐으로의 전화를 억제한다. 또한 베르베린의 작용은 혈액 내 젖산의 상승과 밀접한 관계가 있으므로 베르베린은 글리코겐으로의 전화 혹은 당 분해를 촉진시켜 혈당을 낮추는 작용을 한다.

- **힌트** 전통약재를 달이기 전에는 씻지 말아야 한다. 특히 가루 종류의 전통약재는 씻지 말아야 한다. 전통약재에 적지 않은 약재는 분말종류이기 때문이다. 일부는 약을 조제할 때 부숴야 하는데 예를 들면 복

숭아씨, 용골, 활석분 등이다. 물로 씻게 되면 이런 약물의 유실을 초래하게 된다.

05 맥문동

▶ **별칭** 촌동, 맥동

▶ **성미귀경(性味歸經)**

맛이 달고 약간 쓰며 성질은 약간 차며 심, 폐, 위경에 속한다.

야생맥문동은 청명 후에 채집한다. 파내어 뿌리를 베어 낸 후 흙을 깨끗이 씻어내고 3~4일간 햇볕에 말린 후 통풍이 잘 되는 곳에 모아두어 다시 눅눅해지게 하고 물기를 증발시켜 3일정도 지난 뒤 다시 늘어 놓아 말리는 것을 2~3회 반복한다. 말린 다음 잔뿌리와 이물질을 제거한다. "본초회언"에 기록된 내용에 의하면 "맥문동은 심장을 깨끗하게 하고 폐를 튼튼히 하는 약이다. 심기부족, 심계항진, 건망증과 정신이 흐리멍덩한 증상, 심신안정을 치료하며 정력에 이롭고 음허를 강화하며 번민을 해소하고 갈증을 해소하며 얼굴색을 환하게 해주고 피부를 곱게 하며 허열을 내리고 폐가 마르는 증세를 해소하며 기침을 멎게 한다"고 한다.

- **보건효능** 혈당을 낮추고 음을 보양하고 폐를 윤활하게 하며 위에 이롭고 진액을 생기게 하며 마음을 다스리고 번민을 해소한다.

- **약리작용** 맥문동의 다당은 알록산으로 인한 혈당상승에 뚜렷한 제어작용이 있다. 이는 맥문동의 다당이 알록산의 인슐린β세포에 대한 손상 정도를 경감시킨다는 것을 가리키며 혹은 이 손상 정도에 대해 일정한 보호와 복구작용을 한다는 것을 알 수 있다.

- **힌트**

  ▶맥문동의 과다복용으로 인한 과민반응에는 구토, 심계항진, 답답하고 마르며 가려움증 등이 있다.

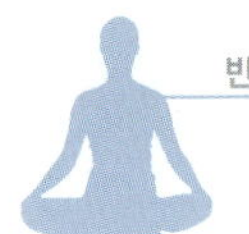

▶풍한감기, 담습기침 혹은 비위가 허하고 차며 설사를 하는 사람은 삼가 하여야 한다.

▶임상에서 흔히 쓰는 중약은 맥동, 산맥동, 대맥동 등이며 구입시 주의하여 구분하여야 한다.

06 황기

▶ **별칭** 백수기, 면황기, 적수기

▶ **성미귀경(性味歸經)**

맛은 달고 성질은 약간 따뜻하며 비장, 폐경에 속한다.

황기는 대부분 양지쪽 산등성이, 듬성듬성한 관목림 속, 골짜기 옆이나 숲 사이 풀밭에서 자란다. 현재 야생황기는 날로 채집량이 적어져 대부분의 약재는 인공재배 된 것이다. 매년 8~10월에 채취하는데 흙을 제거하고 햇볕에 말려 60~70% 말랐을 때 등급을 매겨 5kg씩 묶어 다시 다 마를 때까지 말리면 상품 생기가 된다. 한 번 더 가공하여 생기의 이물질을 제거하고 흠이 있는 뿌리를 제거하고 크기를 맞추어 깨끗이 씻어서 걸러내어 두툼하게 편으로 썰면 황기편이 된다.

• **보건효능** 혈당을 낮추고 정기와 양기를 보하고 강화한다. 이뇨작용을 하고 부종을 내리게 한다.

• **약리작용** 황기 및 황기다당은 유기체의 면역능력을 향상시킨다. 예를 들면 비장의 장액세포를 증식시켜 항체의 합성 등을 촉진시키기에 면역조절제라고 할 만큼 면역성질환에 아주 좋은 작용을 한다. 이는 황기의 기를 보하고 면역력을 증진시키며 유기체의 내환경의 평형을 유지시키며 유기체의 질병에 대한 저항력을 향상시키며 쌍방향으로 혈당을 조절하는 작용과 밀접한 관계가 있다. 당뇨병환자는 대개 기가 허하므로 임상에서 응용효과가 좋다.

• **힌트** 황기는 성질이 따뜻하고 기를 보하고 양기를 향상시키며 이뇨작용과 부종을 해소하며 비장의 양기를 보하는데 도움이 된다. 산약은 성질이 달고 평하며 비장을 보하고 폐를 보한다. 음허를 보양하고 진액을 만들며 신장에 이롭다. 정기를 단단하게 하며 비장의 음에 편중한다. 때문에 황기는 산약과 배합하여 사용한다. 일양일음, 서로 촉진시키며 당뇨병을 치료하는 효능이 있다.

07 영지

▶ **별칭** 영지초, 목영지, 적지

▶ **성미귀경(性味歸經)**

맛은 달고 성질은 따뜻하고 습하며 심장, 비장, 신장, 폐경에 속한다.

영지는 자고로 길상, 부귀, 아름다움, 장수를 상징하는 것으로 "선초", "서초"로 불리운다. 중화전통의학에서는 예로부터 자양강장, 고본부정의 진귀한 중초약으로 여겨져 왔다. 의학경전 《신농본초경》과 《본초강목》에서 모두 영지의 효능에 대하여 상세하게 기록하였다.

• **보건효능** 혈당을 낮추고 마음을 안정시켜 보양한다. 심근의 미세순환을 개선하고 지방을 제거하고 혈압을 낮추며 장수한다.

• **약리작용** 영지를 복용하면 영지가 인슐린을 대체하여 지방산의 방출을 제어하여 혈당, 요당 등 증상을 개선한다. 영지에 함유한 수용성다당은 제Ⅱ형 당뇨병의 발병의 정도를 경감시킨다. 영지는 효과적으로 관상동맥을 확장하고 혈량을 증가시키며 심근의 미세순환을 개선하고 산소와 에너지의 공급을 강화한다. 때문에 심근의 혈액공급부족에 보호작용을 하며 관상동맥경화증, 협심증 등의 치료와 예방에 널리 쓰이며 당뇨병과 심혈관 합병증의 좋은 약재라고할만하다.

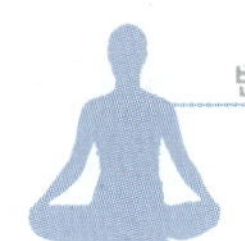

- **힌트** 재배한 영지는 동일한 시기에 재배하면 크기가 일정하며 모양도 규칙적이다. 야생영지는 동일한 품종으로 나뉘는데 매 품종의 모양은 각기 특징이 있다. 때문에 일반적으로 재배한 것처럼 크기가 일정하지 않다.

08 구기자

▶ **별칭** 서구기, 중녕구기, 산구기

▶ **성미귀경(性味歸經)**

맛은 달고 성질은 평하며 간, 신장, 폐경에 속한다.

《신농본초경》에서는 "구기자를 오랫동안 복용하면 근골이 단단해지고 몸이 가벼우며 늙지 않는다." 고 기재하였으며 《본초경소》에는 "구기자는 열을 내리며 신장을 보하고 폐를 윤활하게 하며 진액을 만들고 기의 흐름에 좋다. 간, 신장의 진음의 부족과 피로와 내열을 보하는 중요한 약이다."라고 하였다.

- **보건효능** 혈당을 내리고 신장을 보하고 폐를 윤활하게 한다. 간을 보하고 눈을 좋아지게 하며 장수하게 한다.

- **약리작용** 구기자추출물은 뚜렷하고 지속적으로 혈당을 낮추는 작용을 하며 당의 내수능력을 높이는데 그 유효성분은 구아니딘유도체와 플라본류이다.

그중 구기자다당의 효율이 높은데 혈당을 낮추는 효과가 뚜렷하다. 연구에서 보여주다시피 부동한 양의 구기자를 달인 액체는 혈액 중의 콜레스테롤, 트리글리세리드, 저밀도 리포단백질 콜레스테롤의 작용을 낮추며 당뇨병합병 고지혈환자들에게 효과가 뚜렷하다.

- 힌트
  ▶어떤 종류의 자양품이든지 양을 초과 사용해서는 안 된다. 구기자도
    예외는 아니다. 일반적으로 건강한 성인은 매일 20g 정도의 구기자
    를 식용하는 것이 적합하다. 치료의 효과를 보려면 매일 30g 정도
    먹는 것이 적합하다.
  ▶성격이 매우 급한 사람이거나 고혈압환자는 상초열을 일으킬 수 있
    으므로 구기자를 먹지 말아야 한다.

09 옥수수수염

▶ **별칭** 서구기, 강냉이수염, 옥촉서(玉蜀黍)

▶ **성미귀경**(性味歸經)

맛이 달고 담백하며 성질이 평하고 방광, 간, 신장경에 속한다.

옥수수수염은 옥수수의 암술대와 술수인데 전국 각지에 분포되어 있
다. 약용부위는 옥수수수염의 암술대이며 일반적으로 여름과 가을에 옥
수수를 수확할 때에 거두어 들인다. 햇볕에 말리거나 건조시키거나 그
대로 쓴다.

옥수수수염은 휘발성알칼로이드, 플라본, 스테롤, 이노시톨, 다당 등
을 함유하고 있으며 여러 가지 증상을 치료하는데 쓰인다.

- 보건효능 혈당을 낮추며 이뇨작용을 하며 부종을 해소하고 간을 깨끗
  하게 하고 쓸개에 이롭다.

- 약리작용 옥수수수염을 끓인 제제는 알록산으로 인한 당뇨병환자의
  혈당을 뚜렷하게 낮추어준다. 30g의 옥수수수염이 혈당을 낮추는 작
  용은 100mg의 펜포르민의 작용과 상당하다. 민간에서는 옥수수수염
  으로 당뇨병을 치료하는데 좋은 효과를 보고 있다. 그리고 그 발효제
  제도 뚜렷한 혈당을 낮추는 작용이 있다.

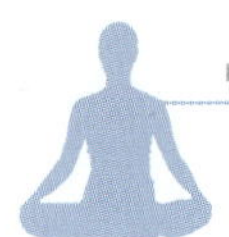

- 힌트
  - ▶옥수수수염을 끓인 제제의 용량은 15~30g이다.
  - ▶옥수수수염, 백모근 각각 60g, 대추 10개, 돼지방광 500g을 같이 무르게 삶는다. 소변이 적거나 습열, 황달 등과 같은 증상에 쓰인다.
  - ▶옥수수수염은 과량 섭취해서는 안 된다.

10 현삼

▶ **별칭** 흑삼, 원삼

▶ **성미귀경(性味歸經)**

맛이 쓰고 달며 짜다. 성질은 차며 폐, 위, 신장경에 속한다.

현삼은 다년생 초본식물로서 뿌리는 원추형이며 중간이 약간 굵거나 위가 굵고 아래가 가늘며 일부는 굽은 것도 있다. 길이는 6~20cm, 직경은 1~3cm이다. 표면은 회황색이거나 회갈색이며 불규칙적인 세로의 골이 있으며 가로로 난 껍질 구멍과 드문 가로무늬와 뿌리의 수염흔적이 있다. 냄새는 특이한 교당과 흡사하며 약용부위는 뿌리이다. 일반적으로 입동 전후 줄기와 잎이 시들 때 채집한다. 근경의 싹과 뿌리의 수염, 흙모래를 제거하고 볕에 반 정도 말리거나 건조시키고 3~6일간 모아둔다. 이렇게 반복하여 여러 번 실행하여 말린 다음 편으로 잘라 생으로 사용한다.

- **보건효능** 혈당을 낮추고 음을 보하며 열을 내린다. 뭉친 것을 풀어주고 청열해독하며 혈액순환을 원활하게 한다.

- **약리작용** 현삼의 진액은 혈당을 낮추는 작용을 한다. 그리고 현삼은 정상인의 적혈구인슐린의 총결합율과 최고결합율을 높이며 당뇨병 치료에 쓰인다.

- 힌트
  - ▶ 비위가 약하고 차며 식욕부진, 대변이 무르고 비위가 습한 자는 사용하지 말아야 한다.
  - ▶ 《본초강목》에 의하면 현삼이 여로, 악황기, 대황, 산수유와는 맞지 않기 때문에 상술한 중약과는 같이 사용하면 안 된다.
  - ▶ 빈혈복통, 체질이 약하고 찬 사람은 현삼을 사용하지 말아야 한다.

11 음양곽

▶ **별칭** 선령비, 천냥근, 삼차풍

▶ **성미귀경(性味歸經)**

맛이 맵고 달며 성질이 따뜻하고 간, 신장경에 속한다.

음양곽의 주요 산지는 산서, 사천, 광서, 호북, 요녕 일대이다. 소벽과에 속하는 다년생 초본식물이다. 음양곽은 굵은 줄기와 이물을 제거하고 말린 후 가늘게 썰어서 생으로 사용한다. 녹은 양기름으로 볶으면 적음양곽이 되는 것이다.

《신농본초경》은 소변에 이로우며 기력에 좋고 의지를 강하게 한다고 하였다. 《일화자본초》에서는 허리와 무릎을 보하며 심장의 힘을 강화시키는데 모든 냉풍노기, 남자의 발기부전, 여자의 절음무자(아기를 낳지 못하는 증상), 근골이 급히 오므라들며 사지가 말을 듣지 않는 데 쓰인다고 했다.

- **보건효능** 혈당을 낮추고 신장을 튼튼하게 한다. 정력을 강화시키며 풍한과 습기를 없애 기침을 멎게 하고 천식을 안정시킨다.

- **약리작용** 음양곽 추출물은 뚜렷한 혈당을 낮추는 작용이 있으며 1시간이상을 유지한다. 특히 당뇨병합병 고지혈환자에게 아주 좋은 치료 효과가 있다.

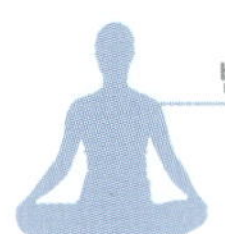

- **힌트**
  ▶음양곽이 정력을 강화시키고 상초열을 도우므로 음이 약하고 실열 증과 상초열이 있는 사람은 먹지 말아야 한다. 임상에서 음을 보하는 약과 배합하여 써야 하며 신장의 음을 소모하고 상하게 해서는 안 된다.
  ▶고대 유명한 의사 도홍경은 이야기 하나를 기록해 두었다. 서천 북부에 곽초라고 하는 풀이 있었는데 양이 먹고 하루에 교배를 100번 하였다고 한다. 그래서 곽초를 "음양곽"이라 하였다 한다.

12 천궁

▶ **별칭** 서천궁, 대천궁

▶ **성미귀경(性味歸經)**

맛이 맵고 성질은 따뜻하며 간, 담, 심포경에 속한다.

천궁은 다년생 초본식물이다. 산지는 사천 관현이며 화기는 7~8월이며 과기는 8~9월이다. 천궁은 크고 질이 단단하며 단면이 황백색에 기름기가 많고 향기가 짙은 것이 좋다. 천궁의 약용부위는 근경이며 5월에 채집한다. 볕에 말리고 건조시켜 편으로 잘라 날것으로 사용한다. 작은 불로 살짝 볶아 식히면 볶은 천궁이 된다. 술에 천궁편을 버무려 담가 두었다가 약한 불에 볶으면 주천궁이 된다.

- **보건효능** 혈당을 낮추고 혈액과 기를 잘 통하게 하며 풍한을 없애고 통증을 해소한다.

- **약리작용** 천궁에는 천궁유기화합물을 함유하고 있다. 이 유기화합물은 효과적으로 미세순환을 개선하며 혈관의 구경, 유속, 유량, 모세혈관수 등 여러 면에서 뚜렷한 개선효과를 발휘한다. 특히 동맥의 개선효과가 가장 뚜렷하다. 단순성당뇨병 시망막질환의 환자에게도 좋은

효과가 있으며 혈장의 지질의 과산화물질을 낮추며 당뇨병합병 심장병의 증상을 뚜렷하게 개선한다.

- **힌트** 천궁과 차궁을 헷갈리기 쉽다. 천궁은 난원형 결절모양의 덩어리이며 표면은 황갈색이다. 또한 다수의 혹과 같은 돌기의 결절이 분산하여 배열되어 있으며 맨 위에는 움푹하게 패인 원형의 줄기 흔적이 있다. 차궁은 납작한 원형 결절모양의 덩어리이고 표면은 갈색이며 유두모양의 돌기의 결절이 한 줄로 배열되어 있다. 맨 위에는 약간 돌기된 줄기의 흔적과 여러 층의 동심성 둥근 환이 있다.

13 옥죽

▶ **별칭** 지절, 옥술죽, 황련죽

▶ **성미귀경(性味歸經)**

맛이 달며 성질은 평하며 폐, 위경에 속한다.

옥죽은 산야의 음지 중 습한 곳의 수림과 관목 밑에서 자란다. 산지는 호남, 하남, 강서, 절강 일대이다. 야생옥죽은 사계절 채집할 수 있는데 인공재배한 옥죽은 일반적으로 2~3년 후의 봄과 가을 채집한다. 뿌리의 수염과 흙을 제거하고 널어 놓았다가 손으로 비빈다. 말렸다 비비기를 2~3회 반복하여 속에 딴딴한 것이 없으면 된다.

- **보건효능** 혈당을 낮추고 음을 보하며 폐를 윤활하게 한다. 열을 내리고 답답함을 없애며 위음을 보호한다.

- **약리작용** 옥죽의 근경에는 갑종, 을종의 위유소와 다량의 점액이 함유되어 있으며 자양강장약으로 혈당을 감소시키는 작용이 있다. 때문에 옥죽을 의사의 지도하에 사용하면 당뇨병합병 고혈압, 심장병환자에게 적합하다. 옥죽은 옥죽소와 영난소 등 배당체를 함유하고 있는

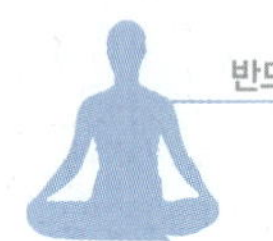

데 아주 좋은 혈당조절 효능을 가지고 있다.

- 힌트

▶위에 담습이 있고 기가 막히는 사람은 먹지 말아야 한다.

▶혈당을 낮추는 작용을 놓고 볼 때 중약은 서약보다 빠르지 못하다. 그러나 전체의 조절을 중시하기에 제Ⅱ형 당뇨병환자와 만성혈관신경합병증이 있는 사람에게는 적합하다. 하지만 제Ⅰ형 당뇨병환자에게는 적합하지 않다.

14 하수오

▶ **별칭** 수오

▶ **성미귀경**(性味歸經)

맛이 달고 떫으며 성질은 약간 따뜻하며 간, 신장경에 속한다.

야생하수오의 주요 산지는 중국의 하남, 호북, 안휘, 사천 일대이다. 약용부분은 식물하수오의 뿌리이다. 입추가 지나면 채집하는데 두꺼운 편으로 잘라 건조시키거나 검은 콩을 끓인 즙과 하수오를 버무려 겉과 속이 모두 황갈색이 날 때까지 삶아서 말린다. 전자를 생수오라고 하고 후자를 제수오라고 한다. 양자는 효능이 다르기에 복용시 잘 구별해야 한다.

- **보건효능** 혈당을 낮추며 피를 맑게 하고 간에 이로우며 정력을 보충한다. 모발을 검고 윤기나게 하며 근골을 튼튼하게 한다.

- **약리작용** 하수오에서 추출해 낸 레스베라트롤은 세포 내의 칼슘과적현상을 피하고 췌장염의 악화를 지연시키며 급성췌장염의 췌장세포의 손상과 폐손상을 감소시킨다. 또한 효과적으로 심근세포가 당뇨병으로 인한 자유기의 상해를 보호한다. 그리고 하수오에 함유하고 있는 안트라퀴논 부류 물질은 혈당을 낮추고 콜레스테롤을 낮추는 작용을 하며

당뇨병합병고지혈증, 아테롬성동맥경화환자에게도 아주 좋다.

- **힌트** 하수오를 복용할 때 과민현상이 생기면 바로 의사한테 보여야 한다. 또한 하수오는 돼지, 양 고기와 피, 그리고 철분제, 무, 파, 마늘 등과 함께 복용하지 말아야 한다. 대변이 무르거나 설사가 있는 사람도 복용하지 말아야 한다.

15 갈근(칡뿌리)

▶ **별칭** 갈조, 계제, 녹곽

▶ **성미귀경(性味歸經)**

맛이 달고 매우며 성질은 평하고 비장, 폐경에 속한다.

갈근은 산등성이의 풀숲 혹은 길 옆 그리고 비교적 음침하고 습한 곳에서 자란다. 주요 산지는 호남, 히남, 절강, 광동, 광서, 사천, 운남이며 다년생 덩굴식물이다. 식물체 전체에 갈색의 굵은 털이 빼곡히 나 있다. 뿌리는 원추형으로 두껍고 외피는 회황색이며 내부는 가루성질이며 섬유성이 강하다. 초봄 혹은 서리가 내린 후 채집하는데 깨끗이 씻은 뒤 외피를 긁어내고 절편하여 말리거나 건조시킨다.

- **보건효능** 혈당을 낮추고 근육을 풀어주고 열을 내린다. 진액을 만들어 갈증을 해소하고 근맥을 매끄럽게 하며 심뇌혈관을 확장하고 혈액순환을 개선하며 혈액지질을 낮춘다.

- **약리작용** 갈근은 주로 푸에라린을 함유하고 있다. 푸에라린을 복용하면 알록산으로 인한 고혈당을 뚜렷이 저하시키며 혈청콜레스테롤의 함량을 감소시킨다. 최저 유효조제량의 푸에라린과 적은 조제량의 아스피린으로 복합제를 만들었을 때 혈당을 낮추는 작용은 뚜렷이 강화된다. 효과가 24시간 이상 유지되고 인체의 당내량을 뚜렷하게 개선

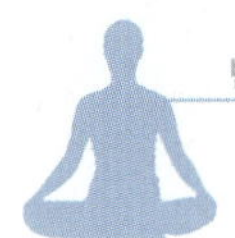

한다. 또한 갈근은 효과적으로 아드레날린의 혈당상승작용에 저항하여 당뇨병환자가 복용하기에 아주 적합하다.

- 힌트

▶음이 허약하고 열이 많으며 마른 사람은 갈근을 복용하지 말아야 한다.

▶위가 찬 사람은 삼가해야 한다.

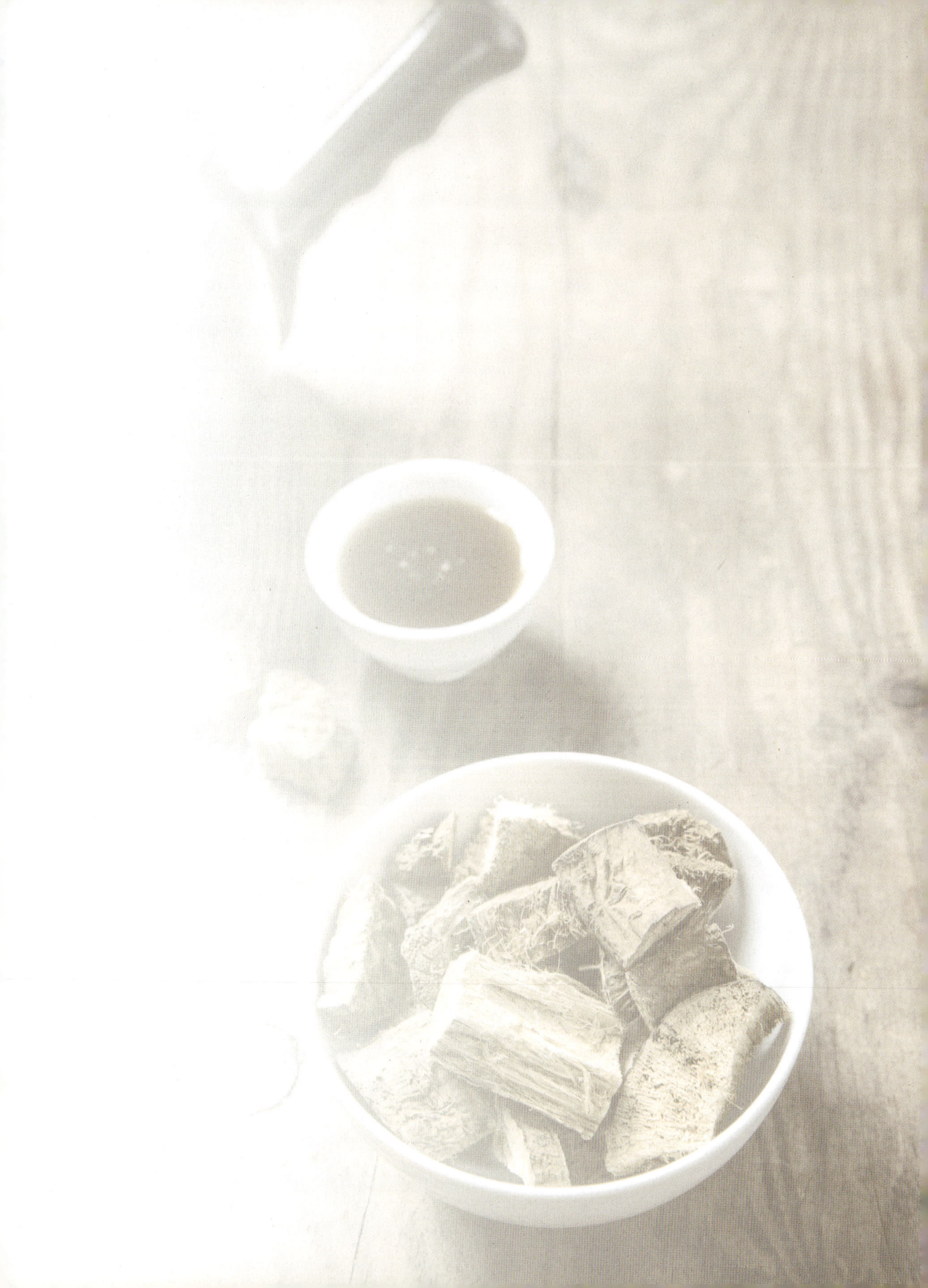

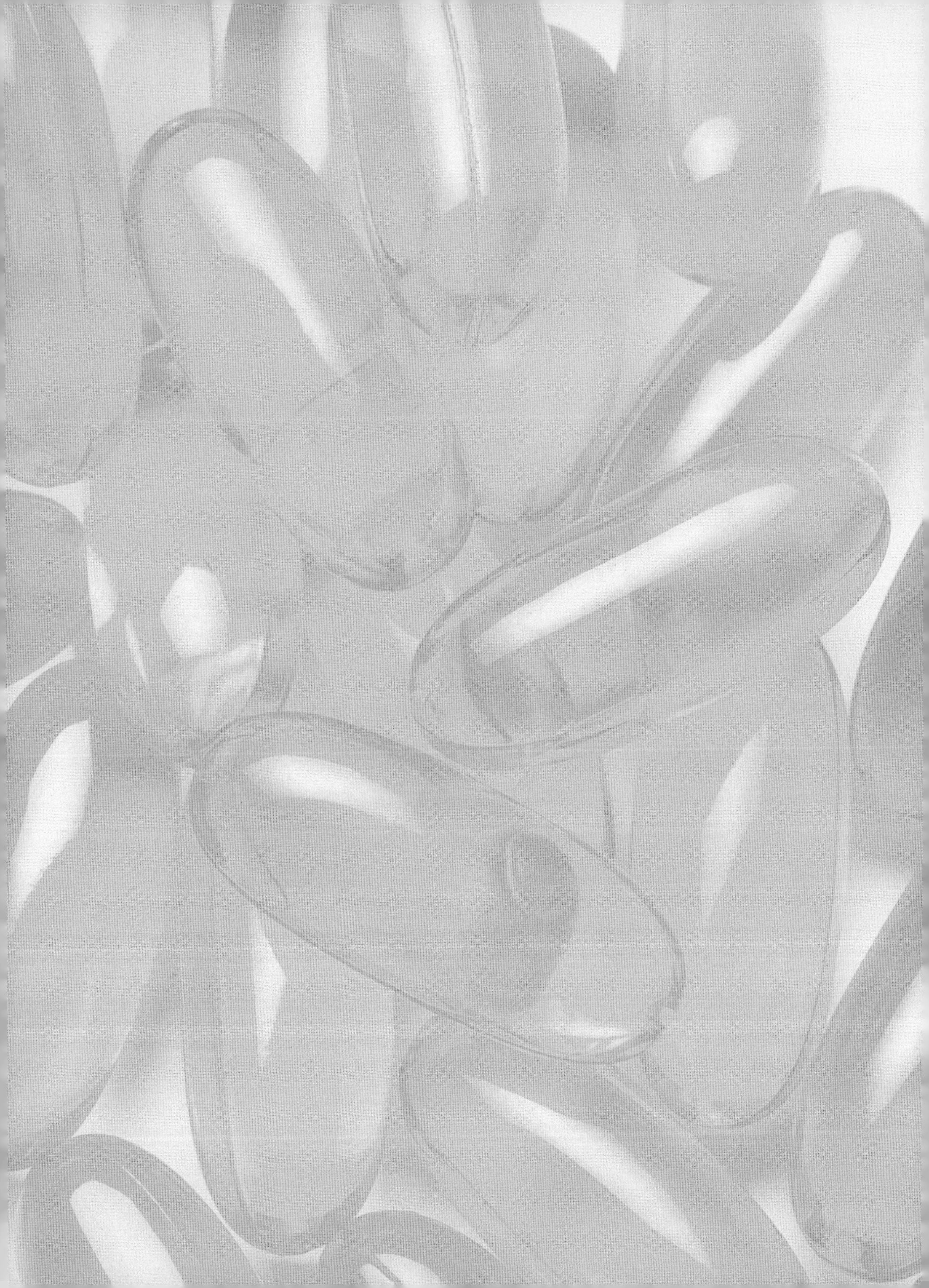

Section

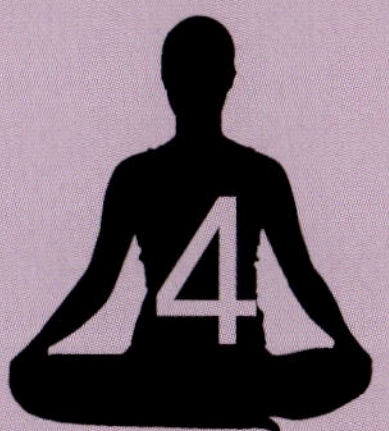

혈당을 조절하는
15가지 영양소

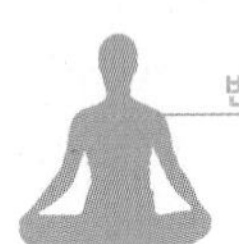

영양소 섭취시 주의사항

노인질환에서 나타나는 원발성당뇨병은 체내의 영양소실조로 인하여 생기는 만성대사성질환이다. 때문에 영양소의 균형을 맞추는 시각에서 치료하여야 한다. 인체에 필수적인 6대 영양소는 당류, 지방, 단백질, 비타민, 광물질과 물이다. 음식과 기타 경로를 통하여 서술한 영양소를 섭취할 때는 아래 사항에 주의를 기울여야 한다.

▶ 적당량의 당류를 섭취하여야 한다. 매일 100g 이상의 당류(일반적으로 약 200~300g)를 섭취하여야 한다. 그렇지 않으면 증상의 조절이 어렵다.

▶ 리놀렌산과 차리놀렌산 등은 인체 내에서 만들어지지 않으므로 외부에서 영양소를 보충해야 한다.

▶ 당뇨병환자의 단백질 섭취량은 정상인과 같다. 그러나 신장합병증이 있을 경우 조절하여야 한다. 신장의 부담이 증가할 수 있기 때문이다.

▶ 비타민은 생리기능을 조절하는 기능이 있다. 인체에 비타민이 부족하면 기능장애가 생긴다. 때문에 매일 일정한 양을 섭취하여야 한다.

▶ 유류, 오곡류, 근경류, 고기류, 어류, 콩류, 알류, 채소류, 과일류, 지방류를 균형 있게 섭취하고 광물질은 적당량을 섭취하여야 한다. 필요시에는 보충제로 보충하도록 해야 한다.

▶ 물은 음식의 소화와 흡수를 촉진시키며 정상적인 순환과 배설기능을 유지하며 체온을 조절하고 체내의 전해질 균형 유지에 도움이 된다.

01 마그네슘

마그네슘은 심장의 정상적인 활동을 유지하는 중요한 영양소이다. 심장의 원활한 수축과 박동을 돕고, 혈액이 전신에 운송되는 것을 돕는다. 체내에 마그네슘이 결핍되면 혈관의 수축을 초래하며 혈압이 상승한다. 연구가 보여주다시피 혈중 마그네슘의 함량이 정상인 사람은 동맥경화에 걸릴 확률이 매우 낮다.

- **결핍증상** 심계, 동맥경화, 식욕부진, 성장장애, 정서초조조급, 과민, 심율불규칙, 허약피곤, 손발떨림, 불면증, 저혈당, 근육경련, 경상적인 두통, 혈압상승

- **보건효능** DNA를 만들며 콜레스테롤을 낮추고 알코올중독을 예방한다. 심장기능을 보호하며 단백질합성을 돕고 세포의 침투를 조절하며 인체의 산과 염기의 평형을 유시한나. 근육의 징싱기능을 유지히게 하며 호르몬의 정상적인 운행을 유지하고 체내의 여러 가지 효소계통을 활성화시킨다. 세포의 신진대사에 필수요소로 칼슘과 칼륨의 흡수를 도우며 혈압과 신경세포를 조절하고 골격의 석회화를 방지하고 혈당을 조절한다.

- **영양소 함유 식품** 밀의 배아, 귀리, 현미, 김, 다시마, 땅콩, 호두, 행인(아몬드씨), 우유, 콩, 게르치, 잉어, 대구, 마늘, 무화과, 레몬, 사과, 바나나, 자몽, 초콜릿 등이다.

- **힌트** 만약 환자의 체내에 마그네슘이 부족하게 되면 인슐린이 포도당을 자극하여 흡수하는 효과를 저하시킨다. 인슐린의 저항상황이 발생하면 혈당조절이 어려워진다. 때문에 당뇨병환자는 마그네슘이 풍부하게 함유된 음식을 먹어야 한다.

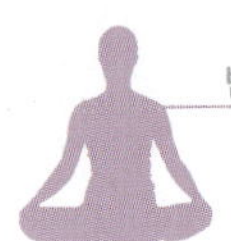

02 칼슘

칼슘의 99%는 치아와 골격에 저장되어 있으며 그 외의 1%는 각 기관 조직과 체액에 고르게 분포한다. 혈액 속의 칼슘은 혈당을 조절하고 혈액지질을 낮추고 혈전을 방지하는 기능을 가지고 있다. 대다수 음식에는 일정한 양의 칼슘이 함유되어 있다. 예를 들면 우유 및 유제품이 함유하고 있는 칼슘은 더 흡수하기 쉽다.

- **결핍증상** 골다공증, 쉽게 골절이 되거나, 늘 허리나 등이 쑤시고 아프며 근육경련이 일어난다.

- **보건효능** 혈당을 조절하고 수면과 혈액의 응집을 촉진시키며 체내의 철분의 대사를 돕는다. 직장암을 예방하고 정상적인 심장박동을 유지하며 신경계통의 기능을 촉진시킨다. 근육수축을 제어하고 골격과 치아를 강화하며 비타민B12의 흡수를 돕는다.

- **영양소 함유 식품** 셀러리, 브로콜리, 자줏빛 양배추, 동갓, 콩, 두부, 우유, 요구르트, 김, 어포, 작은 새우

- **힌트**
  ▶ 성인은 매일 800mg의 칼슘을 섭취해야 한다. 이는 800g의 우유를 마시는 것과 같다.
  ▶ 단백질과 비타민D는 칼슘 흡수에 도움이 되므로 칼슘을 보충하는 동시에 단백질과 비타민D를 함유한 음식을 섭취하여야 한다. 유념해야 할 사항은 적당한 양을 섭취하는 것이다. 칼슘 섭취가 지나치면 철, 아연 등 광물질의 흡수를 방해한다.

03 망간

망간은 당류, 지방류, 단백질대사의 효소의 구성성분이다. 망간은 인슐린의 작용을 촉진시킨다. 체내에 망간이 모자라면 지방산대사의 이상을 초래하게 되며 혈당이 높아지게 된다. 때문에 제Ⅰ형 당뇨병환자는 부족한 망간을 보충한다면 인슐린에 대한 수요량도 줄어들게 된다.

• **결핍증상** 지방산대사이상, 혈당 상승

• **보건효능** 인슐린의 작용을 촉진시키며 정상혈액의 응고 메커니즘과 골격 및 결체조직의 발전을 유지하고 중추신경의 정상적인 운행을 촉진시킨다. 지방산의 정상적인 대사를 유지하며 혈당을 안정시킨다.

• **영양소 함유 식품** 현미, 쌀겨, 향료, 호두, 맥아 등은 망간을 풍부하게 함유하고 있다. 마른 강낭콩, 땅콩, 감자, 콩가루, 해바라기씨, 밀가루 외 곡류의 망간 함유량도 꽤 많은 편이다.

• **힌트**

▶성인 남성과 여성은 매일 식품에 함유된 망간 2.5mg을 섭취해야 한다.

▶골격과 관절을 더욱 견고하게 하는 결체조직은 망간을 보조효소로 삼는 작용으로 통해서만 만들어진다. 성장기 청소년들의 체내에 망간이 부족하게 되면 발육부진을 초래하게 된다.

04 셀렌

셀렌은 인체가 프로스타글란딘을 만드는데 없어서는 안 될 요소이다. 프로스타글란딘은 혈압을 제어하고 인체조직의 대사과정에 참여한다. 때문에 셀렌을 적당량 보충하면 세포의 노화를 지연시키고 아테롬성동맥경화를 예방하며 당뇨병과 백내장 외에도 간과 심장질환을 예방하는

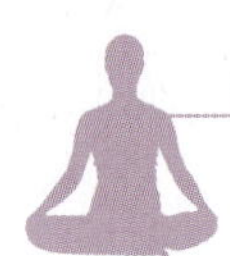

작용을 한다.

- **결핍증상** 심장박동이 빨라지거나 근육이 쑤시고 아프며 충혈성 심장쇠약, 색소결핍증, 관절질환, 발육지연 등이 발생한다.

- **보건효능** 암을 예방, 치료하며 림프계통을 활성화시킨다. 혈관을 확장하여 혈압을 내리고 노화를 지연시키며 아테롬성동맥경화를 예방한다. 포도당의 운행을 촉진시키며 혈당을 낮추고 항체를 증가시키며 관절염의 통증을 완화시킨다.

- **영양소 함유 식품** 밀의 배아, 현미, 귀리, 동물간, 동물신장, 살코기, 해산물, 마늘, 양파, 호박 등이다.

- **힌트** 셀렌의 일일 섭취량은 성인남성은 70mg, 성인여성은 50mg이다. 비타민C는 셀렌의 흡수를 방해한다. 때문에 양자의 복용시간이 겹치지 않도록 주의해야 한다. 시간간격은 적어도 30분 이상이어야 한다.

05 아연

체내에 아연이 부족하게 되면 인슐린원의 전화율이 저하되면서 혈청 중의 인슐린 수준이 낮아져 근육과 지방세포의 포도당 이용률이 현저히 떨어진다. 이로 인해 대량의 포도당이 혈액 속에 남아 혈당농도가 증가하게 되고 유기체의 내당량이 파괴되어 인슐린 기능이 저하로 이어져 당뇨병을 초래하게 된다.

- **결핍증상** 식욕부진, 설사, 남성전립선비대, 성장지연, 탈모, 아테롬성동맥경화, 면역력저하, 야맹증, 빈혈

- **보건효능** 혈당을 조절하고 면역기능을 유지하며 생식기관의 발육을 촉진시킨다. 피부, 모발, 손발톱을 자라게 하며 단백질의 합성 및 회

복, 성장 촉진, 상처를 아물게 한다.

- **영양소 함유 식품** 아연의 음식내원은 글루텐, 밤버섯, 소고기, 밀기울, 난황 분말, 수박씨, 말린 패주, 화차, 새우, 땅콩잼, 땅콩, 돼지고기와 조류의 고기, 오징어, 완두떡, 말린 새우살, 표고버섯, 흰 목이버섯, 흑미, 녹차, 홍차, 우설, 돼지간, 소간, 콩류, 원추리, 알, 물고기, 소시지, 알곡류 등이다.

- **힌트** 권유하는 일일 섭취량은 성인남성은 15mg, 성인여성은 12mg이다. 당뇨병환자는 신체상황에 따라 아연을 첨가한 복합형보건품을 선택하여야 한다.

06 크롬

크롬은 인슐린이 인체에 작용할 때 필수적인 보조성분이다. 당의 대사과정에 참여할 수 있으며 지방과 단백질의 합성을 촉진시킨다. 당뇨병환자의 모발과 혈액 중 크롬의 함량은 정상인보다 낮다. 크롬은 중년을 넘어서서 제때 보충하지 않으면 혈당이 쉽게 높아지고 혈관경화 등 여러 가지 질환이 발생하게 된다.

- **결핍증상** 혈당상승, 성장지연, 신경염

- **보건효능** 당류의 대사에 참여하고 인슐린의 작용을 촉진시키며 지방대사에 영향을 준다. 핵산의 안정을 유지하며 단백질의 수송을 협조하고 유전자의 표현을 조절한다.

- **영양소 함유 식품** 동물간, 후추, 밀, 굴, 소고기, 닭고기, 알류, 감자, 바나나, 사과, 효모 등.

- **힌트**
권유: 성인남성과 여성의 일일 섭취량은 0.09mg이다. 나이가 들어감

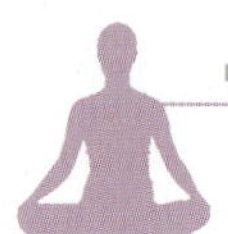

에 따라 체내의 크롬함량이 낮아진다. 나이가 많은 당뇨병환자는 제때에 보충하여야 한다.

07 동

동은 인체에 필수적인 미량원소로서 인체의 신진대사과정에서 중요한 작용을 한다. 최근 연구에서도 확인되었다시피 혈당농도실조와 동결핍은 밀접한 관련이 있다. 만약 체내에 동이 결핍되면 포도당으로부터 전환된 소르비톨이 조직 중에 누적되어 백내장과 시망막질환, 신경질환 그리고 기타 합병증을 유발한다.

- **결핍증상** 빈혈, 이질, 저체온, 무기력, 신경계통실조, 피부와 모발색소 감소, 면역력저하

- **보건효능** 혈당조절, 심장보호, 조혈, 항암, 항노화, 유행성감기예방, 백발예방치료

- **영양소 함유 식품** 녹차, 우롱차, 홍차, 인스턴트 커피 중에는 모두 동이 함유되어 있다. 하지만 인체에 섭취될 수 있는 양은 아주 적다. 그리고 새우, 굴, 해파리, 오징어에도 동 함유량이 아주 많다.

- **힌트** 동이 인체에 미치는 독성이 있지만 소량, 적절하게 섭취하면 무해하며 오히려 인체에 많은 이점이 있다. 성인이 섭취해야 할 적절한 양은 매일 2mg이며 최고 내수섭취량은 매일 8mg이다.

08 식이섬유

식이섬유는 일종의 인체의 소화효소로 소화되지 않는 탄수화합물로서 수용성섬유와 비수용성섬유로 나뉜다. 그중 가용성섬유는 위장도 내

에서 전분 등 탄수화합물과 서로 뒤섞여 효과적으로 탄수화합물에 대한 흡수를 지연시킨다. 때문에 식후 혈당을 낮추는 작용을 한다.

- **결핍증상** 변비, 쉽게 피곤해하고 가벼운 두통, 피부가 거칠게 되며 구취가 나고 장에서 나쁜 세균이 자란다.

- **보건효능** 포만감을 주며 당류대사를 조절하고 콜레스테롤을 낮춘다. 장의 점액분비를 자극하고 아테롬성동맥경화를 예방하며 지방대사를 조절한다. 장의 연동을 촉진시키며 장내의 유산균의 균형을 개선한다.

- **영양소 함유 식품** 현미, 옥수수, 밀, 보리, 우엉, 당근, 부추, 강낭콩, 적두, 원두, 감자류, 뿌리채소류, 해초류 등이다.

- **힌트** 식이섬유는 인체에 유익하다. 그러나 섭취량이 지나치면 좋은 것은 아니다. 왜냐하면 식이섬유는 식물성음식에 함유되어 있는 피드산, 수산, 타닌산 등과 공존하는데 이런 산은 많은 비타민과 미량원소의 흡수에 영향을 준다. 당뇨병환자의 식이섬유 하루 섭취량은 20~40g이 가장 적합하다. 과다 섭취하게 되면 아연의 흡수에 영향을 끼친다.

09 리놀렌산

아마씨에는 풍부한 α-리놀렌산이 함유되어 있다. 이런 ω-3고도불포화 지방산은 쏘가리, 고등어 중의 지방성분과 비슷하다. 실험이 증명하다시피 α-리놀렌산은 다른 일종의 지방산 α-리놀레산의 신진대사의 작용을 제어하며 α-리놀렌산은 당뇨병, 심장병과 관절염의 발병률을 낮춘다.

- **결핍증상** 감각이 무뎌지며 근육에 힘이 없고 시력이 떨어지고 피부질환에 쉽게 걸린다.

- **보건효능** 항응혈, 아테롬성동맥경화 예방, 관절염증 감소, 혈압조절, 인슐린작용 강화, 뇌세포와 신경세포 강화, 혈당안정, 전립선분비 촉진

- **영양소 함유 식품** 귀리, 콩, 콩 제품, 두유, 달맞이꽃유, 해바라기유, 올리브유 등

- **힌트** 인체에 리놀렌산이 부족하면 피부염, 탈모, 호르몬이상 등 증상이 나타난다. 리놀렌산은 인체가 만들지 못하기에 음식으로 섭취해야 하는 지방산이다. 리놀렌산은 비록 콜레스테롤을 낮추지만 과도하게 섭취해서는 안 된다. 왜냐하면 가능하게 고밀도리포단백질콜레스테롤의 유효성분을 감소시킬 수 있기 때문이다.

10 비타민B2

비타민B2는 탄수화합물, 단백질, 핵산과 지방의 대사에 작용하며 유기체의 단백질 이용률을 향상시키며 성장발육을 촉진시킨다. 또한 비타민B2는 세포의 성장대사에 참여하며 유기체조직대사와 재생에 필수적인 영양소이다. 궤양이나 당뇨병으로 장기간 음식을 조절하는 사람은 쉽게 비타민B2 결핍현상이 나타나게 된다.

- **결핍증상** 식욕부진, 신경질, 주의력약화, 소화불량, 전신무력, 쉽게 화를 내며 피로감을 나타낸다. 또한 다발성신경염, 심장비대증과 같은 증상이 생긴다.

- **보건효능** 혈당조절, 세포재생촉진, 구강, 혀, 입술 염증 예방, 눈의 피로 완화, 피부, 손톱, 모발 성장촉진, 시력향상, 지방대사에 참여

- **영양소 함유 식품** 동물간, 돼지고기, 어류, 굴, 녹색채소, 표고버섯, 목이버섯, 알류, 콩류, 우유, 땅콩, 깨, 밤, 효모 등.

- **힌트**
  ▶ 매일 권유하는 섭취량은 성인남성은 1.3mg(병어 약 90g의 양)이고 성인여성은 1.0mg(병어 약 70g의 양).

▶비타민B2는 쉽게 대사가 된다. 체내에 오랫동안 머물러 있지 못하므로 반드시 지속적으로 보충해야 한다.

▶수용성인 비타민B2는 내열성이 있지만 요리를 할 때 액체에 용해되므로 국물과 함께 먹어야 한다.

11 비타민B1

비타민B1은 많은 사람들이 쉽게 결핍되는 비타민이다. 원인은 사람들이 뜨거운 음식을 선호하는 식습관과 관계가 있다. 비타민B1은 가열과정에서 쉽게 파괴되며 물에 쉽게 용해되기 때문이다. 패스트푸드식품, 라면과 같은 가공 식품을 선호하는 사람은 장기간 편식하게 되면 비타민B1 결핍현상이 생긴다.

- **결핍증상** 소화불량, 체중감소, 구토, 변비, 무좀, 무기력, 메스꺼움, 식욕부진, 손발적수, 주의력약화, 초조해하고 쉽게 화를 내는 증상, 기억력감퇴

- **보건효능** 혈당조절, 성장촉진, 소화를 도움, 무좀치료, 멀미완화, 대상포진치료

- **영양소 함유 식품** 동물간, 돼지고기, 닭고기, 콩류, 땅콩, 알곡류, 효모 등.

- **힌트**

▶비타민B1은 많이 섭취해서는 안 된다. 그렇지 않으면 떨림, 부종, 신경질, 심장박동가속, 과민, 포진 등 부작용이 생긴다. 일반인은 의도적으로 섭취하는 것을 제외하고는 지나치게 많은 양을 복용하지 말아야 한다.

▶비타민B1은 고온에 약하므로 요리과정에서 쉽게 파괴된다. 음식을 조리할 때 불의 상태를 조절하여야 한다.

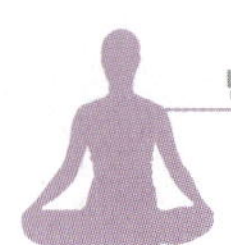

12 비타민B6

비타민B6는 항체와 백혈구를 만드는데 필수적인 영양소이다. 비타민 B군 중에서 면역계통을 건전하게 하는 제일 중요한 비타민 중의 하나이다. 그리고 아드레날린과 인슐린을 만드는데 없어서는 안 될 역할을 맡고 있다. 때문에 비타민B6는 당뇨병환자들에게 매우 유익한 영양원소이다.

- **결핍증상** 빈혈, 파킨슨병, 신장기능 약화, 방광 결석, 월경전증후군, 지루성피부염

- **보건효능** 혈당을 안정시키고 단백질을 대사하며 트립토판이 니코틴 산으로 전화되게 돕는다. 대뇌와 신경의 포도당의 공급을 도우며 항체와 적혈구를 만들며 위산을 만들고 정서를 안정시킨다.

- **영양소 함유 식품** 당근, 닭고기, 노른자위, 어류, 유류, 원두, 시금치, 배추, 해바라기씨, 호두, 밀배아, 바나나, 통밀, 알곡류, 자줏빛양배추, 동물간장과 신장, 콩, 거여목, 하미과, 표고버섯, 비파, 땅콩 등.

- **힌트**
  ▶ 매일 권유하는 섭취량은 성인남성은 1.6mg(바나나 약 다섯 개의 양), 성인여성은 1.4mg(바나나 약 네 개의 양).
  ▶ 비타민B6을 섭취하기에 적합한 인군은 빈혈환자, 삼고(고혈압, 고혈당, 고지혈)환자, 심장병환자, 생리통여성, 흡연자, 갱년기여성과 노인이다.

13 비타민C

비타민C는 수용성비타민으로, 피부 미백과 항산화, 세포보호, 항암에 효과적인 영양소이다. 비타민C는 제일 보편적이며 제일 선호하며 복용률이 가장 높은 비타민 중의 하나이다. 비타민C는 채소와 과일에 함유되어 있는데 외부환경 변화에 의해 쉽게 파괴될 수 있다.

• **결핍증상** 피곤하고 초조하고 불안해하며 잇몸출혈, 모낭출혈이 있다. 철분결핍성빈혈, 상처가 잘 아물지 않는다. 골격과 치아가 약해지고 체중이 내려가며 피하출혈이 있다. 모낭각질화, 근육관절통증이 있으며 피부색소침전이 있다.

• **보건효능** 혈당을 안정시키며 항암작용을 하고 혈관을 보호하며 괴혈병을 예방한다. 콜라겐의 형성을 촉진시키며 콜레스테롤을 낮추고 항산화작용을 하며 면역력을 강화한다. 상처를 빨리 아물게 하며 백혈구를 활성화시킨다. 골격의 정상적인 활동을 유지시키며 철분과 칼슘의 섭취를 촉진시킨다.

• **영양소 함유 식품** 양배추, 동갓, 피망, 구아바, 토마토, 귤, 레몬, 오렌지, 딸기, 앵두, 키위, 자몽 등.

• **힌트**

▶1일 권장 섭취량은 성인 60mg이다.

▶비타민C는 채소와 과일 중에 많이 함유되어 있다. 특히 짙은 녹색의 채소에 풍부하게 함유되어 있다. 평균 매 100g에 50~70mg이 함유되어 있다. 비타민C 함유량이 다량으로 함유된 감귤류는 100g에 40~50mg이 함유되어 있다. 비타민C의 함량이 제일 많은 음식물은 구아바인데 특히 토종구아바에 제일 많다.

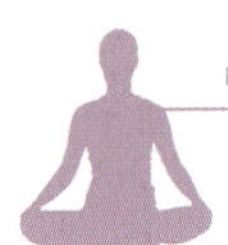

14 비타민A

비타민A는 지용성비타민으로서 지방과 함께 섭취해야 소화와 흡수가 된다. 비타민A는 비타민A1과 비타민A2로 나뉜다. 자연계에는 비타민A1이 많으며 비타민A2는 부분적으로 담수어 간장 내에 존재한다. 녹황색채소와 과일에 비타민A의 선구물질-카로틴이 함유되어 있는데 카로틴이 흡수, 대사한 뒤 비타민A로 전화된다.

- **결핍증상** 야맹증, 눈물분비부족, 호흡도감염, 피부건조, 피부가 거칠며 실명 등과 같은 증상이 있다.

- **보건효능** 혈당을 안정시키고 야맹증과 시력감퇴를 예방하며 안구건조와 결막염 등 각종 안과 질환을 치료한다. 면역력을 강화하고 치아와 골격의 성장을 유지하며 신체의 각 조직, 기관, 점막의 정상적인 활동을 유지한다. 상피조직세포의 성장을 조절하며 피부점막건조를 방지하고 항 산화작용을 하며 태아의 정상적인 발육을 돕는다.

- **영양소 함유 식품** 동물간장, 뱀장어, 말린 작은 물고기, 어간유, 알류, 우유, 브로콜리, 당근, 아스파라거스, 호박, 참외, 수박, 망고, 행인 등이다.

- **힌트**
  ▶ 비타민A의 통용단위는 마이크로그램(μg)인데 일일 섭취량은 성인남성이 600μg이고 성인여성은 500μg이다.
  ▶ 카로틴은 지용성비타민으로서 지방과 함께 섭취하여야 기능을 발휘할 수 있다. 때문에 요리할 때 기름에 볶거나 우유와 함께 즙으로 만들어 먹으면 좋다.

15 비타민E

비타민E는 생물체의 호르몬-프로스타글란딘을 합성 조절하는 원료이다. 프로스타글란딘은 신체의 각 조직의 기능을 조절하며 극소량이라 하더라도 매우 강력한 효과를 발휘한다. 예를 들면 혈압, 혈당, 콜레스테롤의 정도를 개선한다. 때문에 당뇨병환자는 적당히 비타민E를 섭취하여 혈관 방면 합병증의 발생을 경감하여야 한다.

- **결핍증상** 위장이 불편하고 피부병에 쉽게 걸리며 정신집중이 잘 안되고 근육이 무력하며 용혈성빈혈과 탈모 등 증상이 있다.

- **보건효능** 심장질환에 걸릴 확률과 아테롬성동맥경화의 발생확률을 낮추며 면역계통을 강화한다. 자유기를 제거하며 불포화지방산, 포스파티드산, 비타민A, 비타민C의 산화를 경감시킨다. 혈액의 응고를 방지하고 폐를 보호하며 직혈구의 힙성을 증진시킨다.

- **영양소 함유 식품** 키위, 견과(행인, 해바라기씨, 개암, 호두 등), 냉압한 채소기름, 옥수수, 홍화, 콩, 목화씨, 밀 배아, 금치, 산약, 아스파라거스, 상추, 양배추, 젖류, 알류, 어간유 등.

- **힌트**
  ▶매일 권유하는 섭취량은 성인남성이 12mg(해바라기유 35g의 양), 성인여성은 10mg(해바라기유 약 30g의 양).
  ▶식물유 중에는 비타민E가 많이 함유되어 있는데 제일 효과적인 섭취방법은 생으로 식용하는 것이다. 예를 들면 생무침에 샐러드유를 첨가해서 섭취한다.

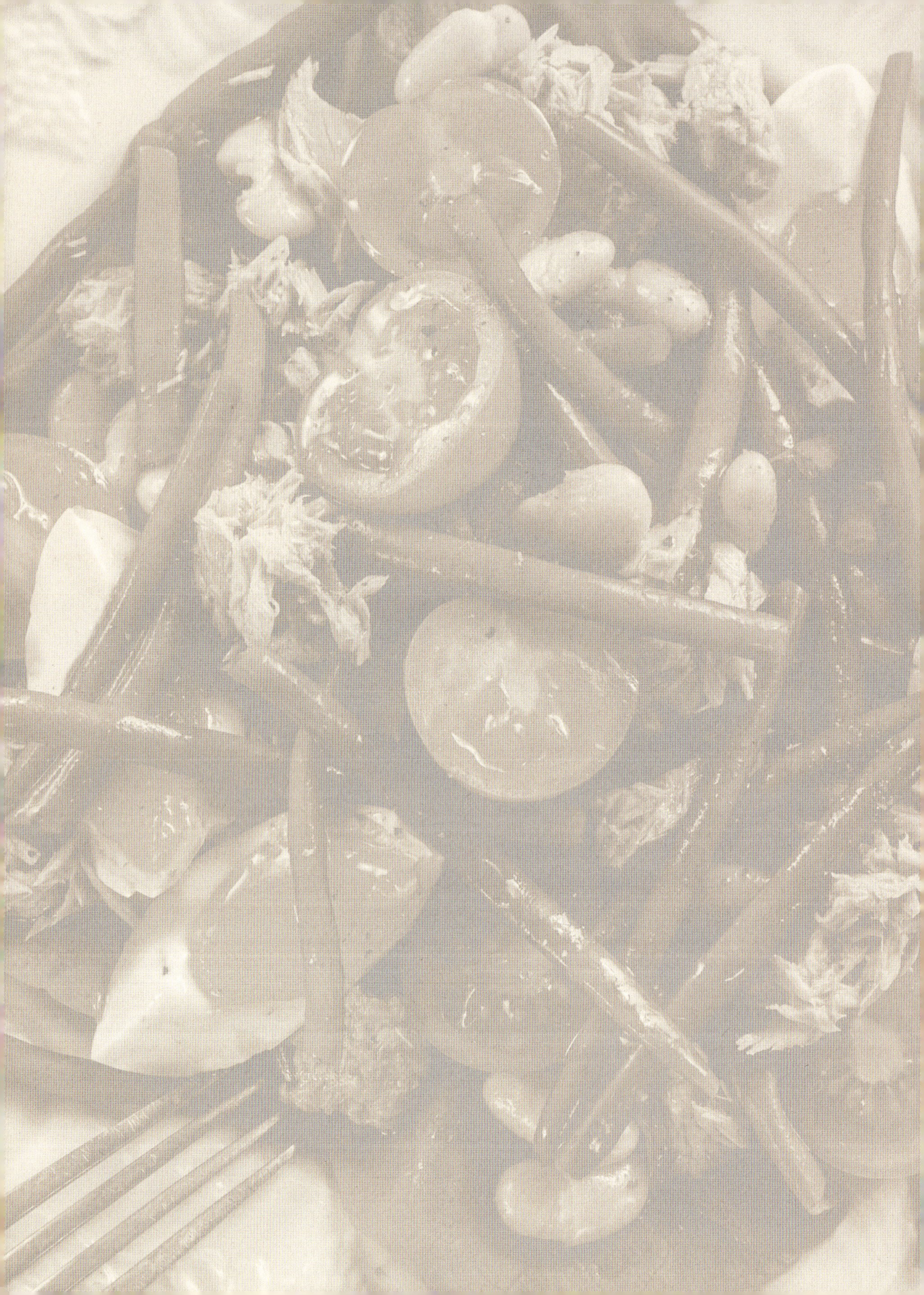

Section

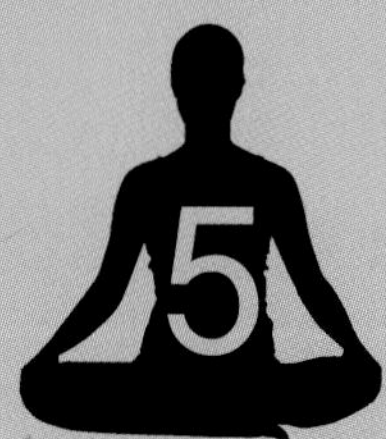

식품 분량 교환과
대체식단 만들기

식품 분량 교환과 대체식단 만들기

　식단은 다양해야 음식의 균형을 가져와 영양의 균형을 맞출 수 있다. 그러나 당뇨병환자는 음식 섭취에 제한요소가 있어서 식단을 조절하여야 한다. 무엇이든지 다 먹어서는 안 된다. 어떻게 하면 이 문제를 해결할 수 있을까? 식품분량교환은 당뇨병환자가 가진 음식섭취 제한의 어려움을 해결해줄 수 있다. 이 장에서는 특히다. 식품 분량 교환을 통해 당뇨병환자들의 음식을 합리적이고 간단하게 설계할 수 있도록 하였다.

　식품분량교환은 음식의 내원과 성질에 근거하여 몇 가지 큰 부류로 나뉜다. 같은 부류의 음식은 일정한 무게에서 함유된 단백질, 지방, 탄수화합물과 열량은 비슷하다. 동일하지 않은 부류의 음식이라고 해도 제공하는 열량은 같다.

　북경협화병원(베이징쎄에허병원)의 영양과에서 채택한 식품분량교환은 음식물을 4개의 큰 부류(세분화하면 8가지 작은 부류로 나뉜다)로 나누었다. 매개 부류의 음식은 모두 하나의 분량교환을 확정하였다. 매개 교환분량은 대체로 비슷하게 약 90kcal이며 동류식품 혹은 함유한 영양소가 비슷한 식품은 임의로 교환할 수 있다. 식이섬유, 비타민, 광물질은 모두 당뇨병환자가 많이 섭취해야 할 영양소이다.

동일한 식재료의 등가 교환표

01 등가 곡류, 감자류 식품교환표

식품	무게(g)	식품	무게(g)
입쌀, 좁쌀, 찹쌀, 율무쌀	25	녹두, 적두, 강낭콩씨앗, 건완두	25
수수쌀, 옥수수부스러기	25	건당면, 건연자	25
밀가루, 쌀가루, 옥수수면	25	유조, 유병, 소다 크래커	25
혼합면	25	빌선병, 만두	25
오트밀, 귀리면	25	짠빵, 워터우	25
메밀면, 타타르메밀	25	밀가루반죽국수, 구약나물반죽국수	25
각종 걸어 말린 국수	25	감자	100
용수염국수	25	묵	150
마카로니	25	신선한 옥수수(1개의 중간정도 크기, 막대기 속이 있는 것)	200

*매개 교환분량알곡류, 감자류식품은 단백질 2g, 탄수화합물 20g, 열량 90kcal이다.

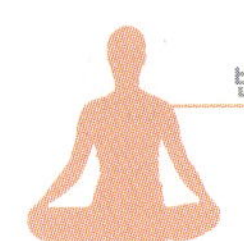

02 등가 콩류 식품 교환표

식품	무게(g)	식품	무게(g)
부죽	20	북두부	100
콩	25	남두부(연두부)	150
콩가루	25	두유(콩과 물을 1:8의 무게로 갈아 만든다)	400
두부사(絲), 두부건(干)	50		

＊매 교환분량콩류는 단백질 9g, 지방 4g, 열량 90kcal.

03 등가 채소류 식품 교환표

식품	무게(g)	식품	무게(g)
배추, 양배추, 시금치, 유채	500	흰무, 피망, 교백, 겨울죽순	400
부추, 회향, 쑥갓	500	호박, 꽃양배추	350
셀러리, 아스파라거스상추, 유채종대	500	강두, 강낭콩, 양파, 마늘잎	250
호박, 토마토, 동과, 여주	500	당근	200
오이, 가지, 수세미 외	500	산약, 올방개, 연뿌리, 고구마	150
동갓	500	연미초, 백합, 토란뿌리	100
공심채, 비름, 꼬시래기	500	풋콩	70
숙주, 생버섯, 물에 불린 다시마	500	신선한 원두	70

＊매 교환분량채소류식품은 단백질 5g, 탄수화물 17g, 열량 90kcal.

04 등가 어금육 알류 식품 교환표

식품	무게(g)	식품	무게(g)
익은 햄, 소시지	20	계란분	15
삼겹살	25	계란(큰 것 껍질째로 1개)	60
꼬챙이에 꽂아 화로 안에 넣어 구운 절인 살코기(무당), 스팸	35	오리알, 송화단(껍질째로 1개)	60
졸인 쇠고기, 졸인 오리고기, 큰 소시지	35	메추리알(껍질째로 6개)	60
돼지 살코기, 소고기, 양고기	50	계란 흰자	150
갈비(뼈 포함)	50	부세, 갈치, 광어	80
오리고기	50	초어, 잉어, 자라	80
거위고기	50	드렁허리, 검은 연어, 붕어	80
게살, 물에 불린 오징어	100	참새우, 징거미새우, 신선한 조개	80

＊매 교환분량어금육알류식품은 단백질 9g, 지방6g, 열량 90kcal.

05 등가 젖류 식품 교환표

식품	무게(g)	식품	무게(g)
분유	20	우유	160
탈지분유	25	양젖	160
치즈	25	무당요구르트	130

＊매 교환분량젖류식품은 단백질 5g, 지방 5g, 탄수화합물 6g, 열량 90kcal.

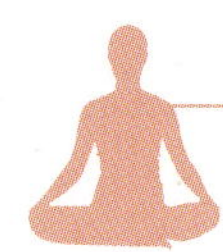

06 등가 과일류 식품 교환표

식품	무게(g)	식품	무게(g)
감, 바나나, 신선한 여지(껍질째로)	150	자두, 살구(껍질째로)	200
배, 복숭아, 사과(껍질째로)	200	포도(껍질째로)	200
귤, 오렌지, 유자(껍질째로)	200	딸기	300
키위(껍질째로)	200	수박	500

＊매 교환분량과일류식품은 단백질 1g, 탄수화합물 21g, 열량 90kcal.

07 등가 지방류 식품 교환표

식품	무게(g)	식품	무게(g)
땅콩기름, 참기름(큰 수저 한 숟갈)	10	돼지기름	10
옥수수기름, 유채씨기름(큰 수저 한 숟갈)	10	소기름 양기름	10
콩기름	10	버터	10
홍화유(큰 수저 한 숟갈)	10	해바라기씨(껍질째로)	10
호두씨, 살구씨	25		25

＊매 교환분량지방류식품은 지방 10g, 열량 90kcal(크게 한 숟가락은 15ml).

매일 필요한 식품 대체분량 계산

무엇이 식품교환분량인가를 알게 되면 일상생활 속에서 활용해야 하는데 이는 어떻게 계산할 것인가 하는 문제에 봉착하게 된다. 그러면 어떻게 매일 필요한 식품 교환분량을 계산해야 할까?

구체적인 방법은 : 매일 필요한 열량으로 90kcal를 나누면 매일 필요한 총교환분량이 된다.

매 25g의 주식을 하나의 교환분량으로 계산한다. 예를 들면 매일 250g의 주식을 먹는 사람은 총교환분량에서 10개의 교환분량을 **빼야** 한다.

매일 우유 한 컵(1.5교환분량)을 마시고 계란 1개(1교환분량)를 먹으면 총교환분량에서 다시 2.5교환분량을 감해야 한다.

매일 수요되는 채소의 교환분량수는: 총교환분량수-주식교환분량수-한 컵의 우유교환분량-한 개의 계란교환분량.

예를 들면 61세의 남성이 매일 수요하는 열량은 1525kcal이다. 매일 수요하는 총교환분량은 1525÷90=16.9교환분량, 사사오입으로 정수를 취한다.(교환분량수를 계산할 때 약간의 차이는 허용한다.) 즉 17교환분량이다.

채소의 교환분량수는: 17-10-2.5=4.5

▶ 힌트

• 당뇨병환자가 하루의 음식량을 분배할 때 병의 증상과 음식습관에 근거하여 진행해야 한다. 어떤 환자가 세끼 식사 습관이 있으면 혈당조절에도 아주 좋고 안정적이라면 세끼에 따라 공급하면 된다. 즉 음식은 1:2:2 혹은 1:1:1로 세끼

를 분배한다. 한편 식후의 혈당수치가 좋지 않거나 어느 한 끼의 식사 후 혈당이 꽤 높은 경우, 또는 어느 시간대에 저혈당이 발생하거나 하는 환자에 대해서는 식사 횟수를 4~6끼니로 늘려야 한다.

• 식품교환분량을 기초로 식단을 제정하고 매일 필요한 식품교환분량을 계산하고 나면 나머지는 간단해진다. 채소의 교환분량에 근거하여 자신이 선호하는 음식을 선택하여 먹으면 된다. 주의해야 할 점은 가급적 동일 종류의 음식에서 대체하면, 즉 알곡에서 다른 알곡으로, 육류에서 다른 육류로, 채소에서 다른 채소로, 과일에서 다른 과일로 음식의 균형을 유지하면 된다.

식품 교환 분량으로 정한 대체식단

01 시금치 무침

▶ **교환분량** 0.5

• **재료** 시금치 100g, 깨 2.5g, 참기름 1g, 소금 1g

• **만드는 방법**
  1. 시금치를 깨끗이 씻은 후 적당한 크기로 자르고 데쳐둔다.
  2. 깨를 볶은 다음 시금치에 넣고 소금과 참기름으로 무치면 된다.

• **식용 방법** 반찬을 곁들여 밥을 먹으면 된다.

02 시고 매운 오이 절임

▶ 교환분량 0.5

• **재료** 오이 90g, 고추 10g, 식초 10g, 참깨 2g, 소금 1g

• **만드는 방법**
  1. 오이를 깨끗이 씻고 긴 조각으로 썬 다음 맛이 들도록 1시간 동안 절이고 수분을 제거한다.
  2. 고추를 긴 조각으로 자르고 오이조각과 함께 참기름, 식초, 소금을 함께 넣어 무쳐서 그릇에 담으면 된다.

• **식용 방법** 반찬을 곁들여 밥을 먹으면 된다.

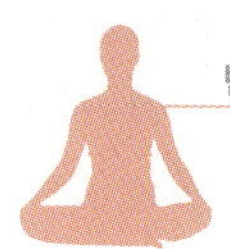

03 소식3사

▶ 교환분량 0.5

- **재료** 물에 불린 다시마 20g, 당근 20g, 아스파라거스상추 60g, 참기름 3g, 소금 1g

- **만드는 방법**
  1. 물에 불린 다시마를 채 썰어서 끓는 물에 익을 정도로 데친다.
  2. 당근, 아스파라거스, 상추의 껍질을 벗긴 다음 채로 썬다.
  3. 위의 재료를 참기름, 소금을 넣어 함께 무치면 된다.

- **식용 방법** 반찬을 곁들여 밥을 먹으면 된다.

04 말린 작은 바다 새우 셀러리 무침

▶ 교환분량 0.5

- **재료** 셀러리 100g, 말린 작은 바다 새우 5g, 참기름 2g, 소금 약간

- **만드는 방법**
  1. 말린 작은 바다 새우를 물에 불려 준비해 둔다.
  2. 셀러리를 깨끗이 씻어 짧게 토막 내어 자르고 끓는 물에 데쳐 준비해 둔다.
  3. 위의 두 재료를 무친 다음 소금과 참기름으로 간을 맞추면 된다.

- **식용 방법** 반찬을 곁들여 밥을 먹으면 된다.

05 호박볶음

▶ 교환분량 1.5

- **재료** 호박 250g, 생강 2g, 소금 약간

- **만드는 방법**
  1. 호박을 깨끗이 씻어 토막토막 자른다.
  2. 가마에 기름을 두르고 생강을 넣은 후 다시 호박을 넣어 끓는 기름에 잠깐 볶은 뒤 소금을 넣고 익을 때까지 볶으면 된다.

- **식용 방법** 반찬을 곁들여 밥을 먹으면 된다.

06 4소식탕

▶ 교환분량 1

- **재료** 토마토, 콩나물, 백무 각각 50g, 마른 표고버섯 5g, 파, 생강, 토마토케첩 5g, 참기름4g, 소금 적당량

- **만드는 방법**
  1. 토마토를 토막 내고 백무를 편으로 썰고 마른 표고버섯을 채로 썬다.
  2. 가마에 기름을 약간 넣고 파, 생강, 토마토케첩을 넣어 향을 낸 다음 물을 넣는다.
  3. 백무편, 콩나물, 토마토, 마른 표고버섯을 넣고 소금과 참기름을 넣어 간을 맞추면 된다.

- **식용 방법** 반찬을 곁들여 밥을 먹으면 된다.

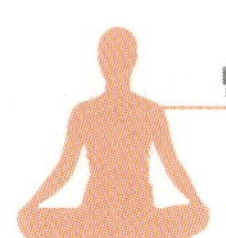

07 토마토 가지 볶음

▶ 교환분량 1.5

- 재료 토마토 60g, 가지 160g, 파, 생강, 마늘 각각 조금씩, 소금, 조미료 각각 적당량

- 만드는 방법
  1. 가지, 토마토를 깨끗이 씻은 후 껍질을 벗겨 편으로 썰어서 준비해 둔다.
  2. 가마에 기름을 넣고 끓을 때 파, 생강, 마늘, 가지를 넣고 잠깐 볶은 뒤 다시 토마토, 소금, 조미료를 넣고 몇 번 뒤집으면서 볶은 뒤 접시에 담으면 된다.

- 식용 방법 반찬을 곁들여 밥을 먹으면 된다.

08 향채 두부사(絲) 무침

▶ 교환분량 1.5

- 재료 두부사 50g, 향채 50g, 오이 50g, 참기름 2g, 파와 생강사 약간, 소금 2g

- 만드는 방법
  1. 향채, 두부사를 씻은 뒤 적당한 길이로 썰고 오이는 깨끗이 씻은 뒤 토막 낸다.
  2. 위의 두 재료에 참기름, 소금, 파, 생강사를 넣고 잘 무치면 된다.

- 식용 방법 반찬을 곁들여 밥을 먹으면 된다.

09 파 해삼 볶음

▶ 교환분량 2

• 재료 물에 불린 해삼 200g, 대파 100g, 소금, 간장, 국물 각각 조금씩

• 만드는 방법

1. 해삼의 배를 갈라 깨끗이 씻고 긴 토막이나 편으로 잘라 끓는 물에 데치고 대파는 토막 내어 준비해 둔다.
2. 가마가 뜨겁게 달아오른 뒤 기름을 넣고 대파를 넣어 향을 낸 뒤 해삼, 국물, 소금, 간장을 넣고 국물이 짙어질 때까지 끓이면 된다.

• 식용 방법 반찬을 곁들여 밥을 먹으면 된다.

10 우유에 삶은 배추

▶ 교환분량 1.5

• 재료 우유 160g, 배추 200g, 참기름, 소금 각각 2g

• 만드는 방법

1. 배추를 일자 모양으로 썰어서 끓는 물에 데쳐 준비해 둔다.
2. 가마에 기름을 넣고 우유, 소금을 넣고 끓은 뒤 데친 배추를 넣고 잠깐 뒤에 접시에 담으면 된다.

• 식용 방법 반찬을 곁들여 밥을 먹으면 된다.

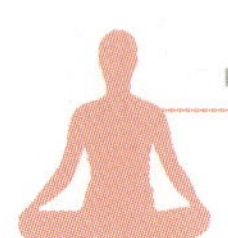

11 다시마 두부

▶ 교환분량 2

- **재료** 물에 불린 다시마150g, 두부50g, 대회향, 파, 생강편 각각 약간, 소금2g

- **만드는 방법**
  1. 다시마를 깨끗이 썰어 편으로 썰고 두부는 토막으로 잘라 끓는 물에 데친 후 준비해 둔다.
  2. 가마에 기름을 넣고 대회향, 파, 생강편을 넣고 볶아 향을 낸 뒤 물, 다시마, 두부, 소금을 넣고 삶아서 익히면 된다.

- **식용 방법** 반찬을 곁들여 밥을 먹으면 된다.

12 계란 유채심

▶ 교환분량 2.5

- **재료** 계란 60g, 유채심 200g, 물에 불린 목이버섯 10g, 소금 2g, 파, 생강 약간

- **만드는 방법**
  1. 유채심, 목이버섯을 모두 깨끗이 씻은 뒤 유채심을 적당한 길이로 자르고 목이버섯은 작게 찢는다.
  2. 계란을 볶아서 준비해 둔다.
  3. 가마가 달아올라 기름이 80% 정도 뜨거울 때 생강, 파를 넣어 볶은 뒤 유채심, 목이버섯, 소금을 넣고 잠깐 볶고 다시 계란볶음을 넣어 센 불에 빨리 볶아내면 된다.

- **식용 방법** 반찬을 곁들여 밥을 먹으면 된다.

13 홍사오러우 유채 볶음

돼지고기를 살짝 볶은 다음 간장을 넣어 다시 익힌 요리

▶ 교환분량 3.5

- **재료** 돼지고기 100g, 유채 200g, 소금 2g, 간장과 조리용 술 약간

- **만드는 방법**
  1. 돼지고기를 껍질째로 깨끗이 씻은 뒤 토막토막으로 잘라 끓는 물에 데친 후 가마에 넣고 간장, 조리용 술 등을 넣고 작은 불에 푹 끓인다.
  2. 유채를 깨끗이 씻은 뒤 적당한 크기로 자르고 소금을 조금 넣어 끓는 물에 데친 후 준비해 둔다.
  3. 익은 돼지고기와 유채를 동시에 잠깐 볶으면 된다.

- **식용 방법** 반찬을 곁들여 밥을 먹으면 된다.

14 풋고추 두부 볶음

▶ 교환분량 2

- **재료** 건두부 50g, 풋고추 150g, 당근 150g, 생강과 파 각각 약간, 소금 2g

- **만드는 방법**
  1. 풋고추, 당근을 깨끗이 씻어 길게 자른다.
  2. 가마에 기름을 넣고 생강과 파를 넣고 볶아 향기를 낸 뒤 다시 건두부, 자른 고추와 당근, 소금을 넣고 몇 번 뒤집어 볶으면 된다.

- **식용 방법** 반찬을 곁들여 밥을 먹으면 된다.

15 계란육

▶ 교환분량 4

- **재료** 살코기 50g, 계란 50g, 목이버섯 10g, 말린 원추리 10g, 오이 50g, 소금 2g

- **만드는 방법**
  1. 물에 불린 목이버섯을 깨끗이 씻고 마른 원추리를 불려 적당한 크기로 썰고 오이, 살코기는 편으로 썬다.
  2. 계란은 볶은 뒤 준비해 둔다.
  3. 가마의 기름이 끓은 뒤 육편을 먼저 넣고 볶는다. 70% 정도 익은 후 나머지 재료를 넣고 익을 때까지 볶으면 된다.

- **식용 방법** 반찬을 곁들여 밥을 먹으면 된다.

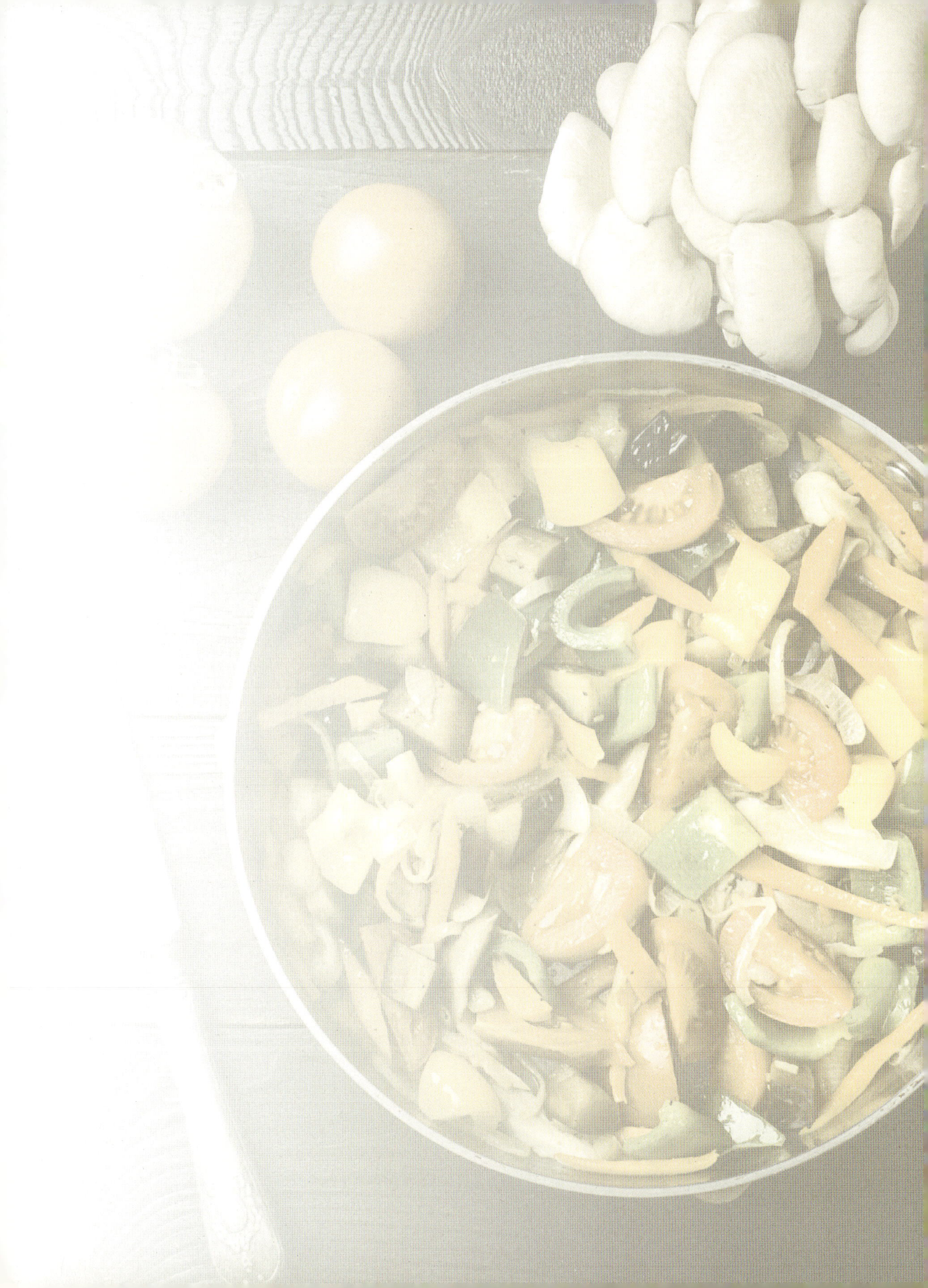

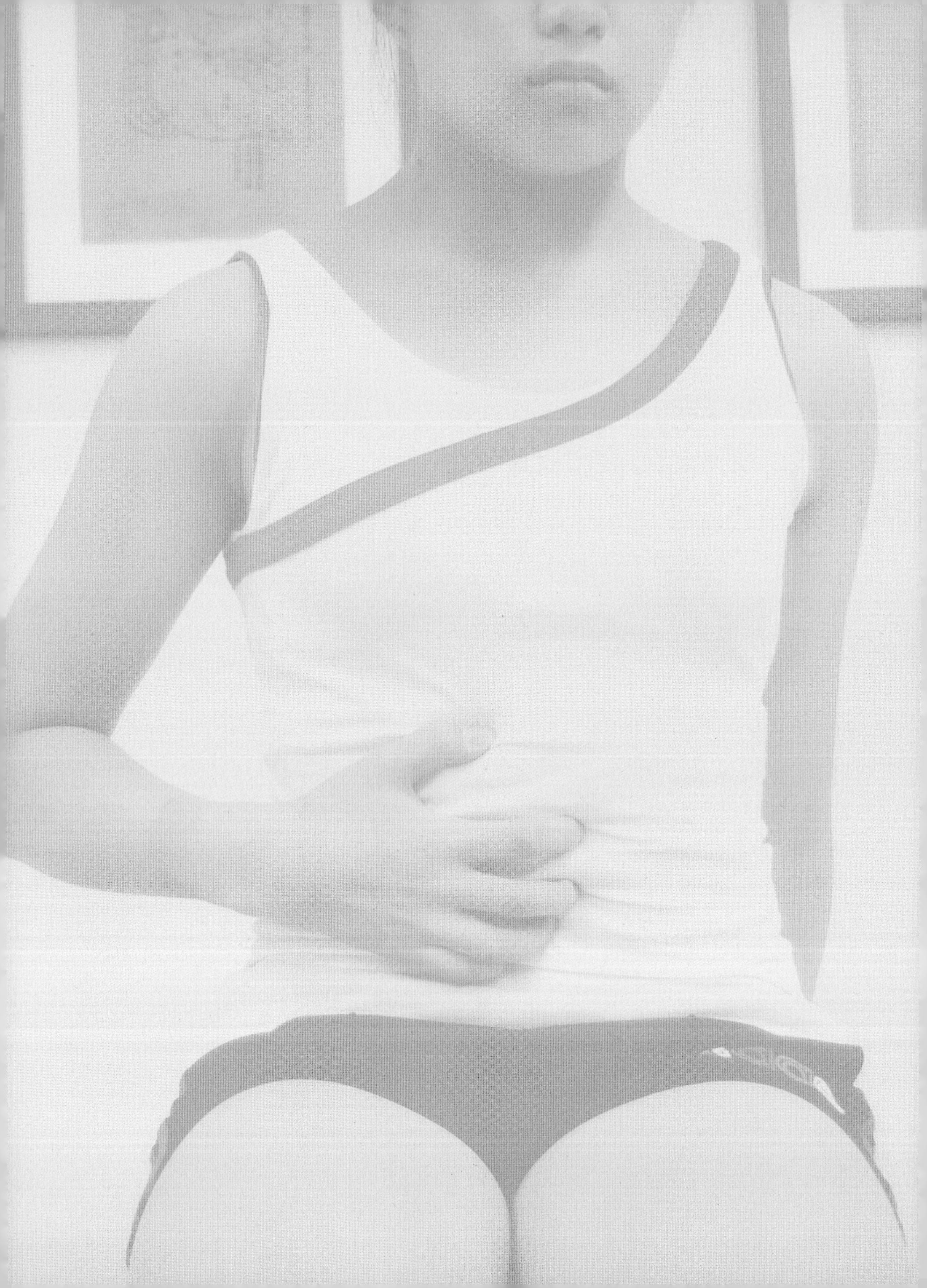

Section

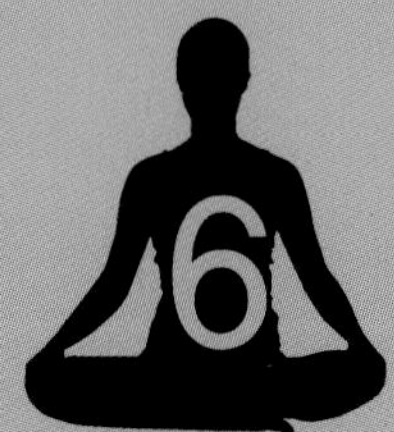

머리부터 발끝까지
자가마사지

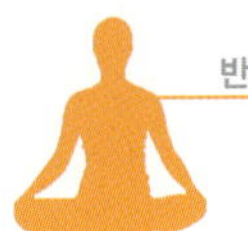

마사지의 작용과 주의사항

마사지는 인체의 피부표면에 대한 수기요법을 통하여 인체의 생리, 병리상태를 조정하여 치유와 보건의 효과를 가져온다. 마사지는 내분비를 조정하고 위장의 연동을 강화하며 붙어있는 조직을 분리시킨다. 추납교정 등 대뇌피층과 대뇌피질의 기능을 조절하여 대뇌의 신경을 흥분 또는 제어하는 작용을 한다. 또한 마사지는 음양의 평형을 이루게 하고 장부를 조화시킨다. 또한 경락을 통하게 하여 몸을 바르게 잡아준다.

마사지를 할 때에는 아래와 같은 사항에 주의하여야 한다.

▶ 마사지를 시술 할 때에는 환자가 체위를 바로 하여 환자로 하여금 편안하고 쉽게 피로하지 않게 하여야 한다.

▶ 겨울에는 실내의 온도에 주의하여 환자들에게 적당한 보온조치를 취하여 추위로 인한 감기에 걸리지 않도록 해야 한다.

▶ 환자에게 처음으로 마사지를 시작할 때에는 우선 가벼운 기법을 사용해야 한다. 다음 환자가 적응하게 되면 점차적으로 기법과 힘을 가해야 한다. 환자의 체질이 허약하면 가벼운 기법을 사용하는 것이 좋다. 환자가마사지를 받은 이튿날 피부가 퍼렇게 멍이 들면 가벼운 기법과 마사지 부위를 바꾸어 실행해야 한다.

▶ 허리와 엉덩이 부위, 그리고 복부를 마사지할 때는 우선 환자에게 소변을 깨끗이 배출하게 해야 한다.

▶ 피부손상, 감염, 종양, 피부염이 있는 환자에게는 마사지를 실시하지 말아야 한다.

일반적인 마사지방법

1) 누르기(안압법, 압박법)

모지첨, 지두 혹은 손바닥으로 신체의 표면이나 혈위를 누르는 방법이다.

- **지안법**: 모지첨이나 지복으로 혈위를 누른다.
- **장안법**: 한 손의 손바닥이나 양 손바닥(양 손바닥을 겹쳐도 된다)으로 신체표면을 누른다.

2) 찰법(마찰법)

손바닥의 모지구, 수근, 모지구와 소지구를 부착한 일정한 부위를 직선방향으로 왕복 마찰한다.

- **모지구찰법**: 손목과 발목관절에 쓰인다.
- **수근찰법**: 등과 허리에 쓰인다.
- **소지구찰법**: 사지에 쓰인다. 시술시 손목관절을 펴고 전완과 손이 서로 평평하게 하며 신체표면에 붙이고 미는 폭이 커야 하며 빈도는 분당 100~130회여야 한다. 찰법을 사용할 때는 피부에 마사지오일을 바르면 좋다.

3) 마법(밀착 압박법)

손가락이나 손바닥으로 신체표면을 직선으로 왕복 혹은 원형으로 회전하면서 이동하는 수법이다.

- **손가락마법**: 시지, 간지, 환지 지면으로 일정한 부위에 부착시켜 원형으로 회전운동을 한다. 매분 120회를 실시한다.
- **손바닥마법**: 손바닥을 신체표면에 부착시켜 전완과 함께 리듬 있게 원형으로 회전 혹은 직선으로 왕복운동을 한다. 시술시 팔꿈치를 자연스럽게 굽히고 손목은 힘을 빼고 지장은 자연스럽게 펴고 동작을 느리고 조화롭게 한다. 분당 80회를 실시한다.

4) 추법

손 혹은 주먹으로 신체표면에서 느리게 직선운동을 하는 것이다.

- **지추법**: 모지지두로 목, 손, 발 등 부위를 미는 수법이다.
- **장추법**: 손바닥으로 등, 허리 혹은 사지를 미는 수법이다.
- **관절추법**: 시지, 간지, 환지, 소지 지간관절을 척추 양측을 미는 방법이다. 시술시 신체표면에 밀착시켜 피하근육조직을 이끌어 한쪽 방향으로만 직선으로 느리게 움직이는 방법이다.

5) 납법

모지와 기타 4지를 마주하여 환부조직에 힘을 쓰는 방법이다. 납법은 힘을 주어 팽팽하게 잡아당기며 힘을 놓지 않는다. 풍한을 발산시키고 땀을 내며 진정시키고 막힌 경락을 소통시킨다.

6) 유법(미세 마찰법)

손가락 혹은 손바닥을 신체표면의 혈위에서 문지르는 기법이다.

- **지유법**: 모지지두 혹은 시지, 간지지두로 신체표면의 혈위를 문지른다.
- **장유법**: 손바닥으로 신체표면의 허리, 복부, 사지 등을 문지르는데 모지구유법, 수근유법으로 나누기도 한다. 시술시 신체표면에 밀착시켜 피하근육조직을 이끈다. 손목은 이완하고 팔꿈치를 지레목으

로 하고 전완을 주동적으로 흔들면서 손목을 이끌어 가볍고 부드럽
게 흔든다.

7) 점법(점안법)

모지 지첨 혹은 시지, 간지의 제1지절 관절의 돌기부위로 지정한 부위
를 누르는 기법이다.

- **굴모지점**: 모지지간관절을 굽히고 관절의 요측돌기부위로 지정한
  혈위를 누른다.
- **굴시지점**: 시지제일지절관절을 굽혀 관절의 돌기부위로 지정한 혈
  위를 누른다. 모지점은 주먹을 쥐어야 하며 모지는 펴고 지첨으로
  지정한 부위에 대고 전완과 손목으로 힘써 내리누른다.

8) 비비기(마찰법)

양손의 손바닥으로 일정한 부위를 끼고 마주하여 힘을 쓰면서 빠르게
비비며 동시에 상하로 왕복이동을 하는 기법이다.

시술시 어깨와 상완부위는 이완하고 팔꿈치는 약간 굽힌다. 양손은 힘
을 대칭되게 주고 비비기는 빨라야 하며 이동은 느리게 한다. 비비기의
자극은 중급 정도로 한다. 등, 허리, 양 옆구리와 사지 부위에 적용된다.

9) 두드리기(타법)

치료하는 부위를 손바닥으로 두드리는 기법이다. 근육을 흥분시키고
피로를 해소하는 작용을 한다.

01 전신 마사지 자가 치료

▶ **특효혈위** 대추, 폐유, 궐음유, 간유, 담유, 비유, 위유, 신유, 명문, 방광유, 전중, 중완, 신궐, 대횡, 기해, 관원, 중극

▶ 마사지기법

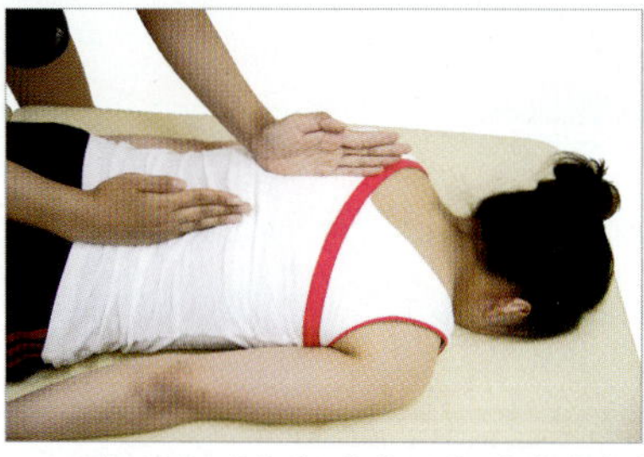

▶그림1 척추 양측을 따라 등을 마사지한다.

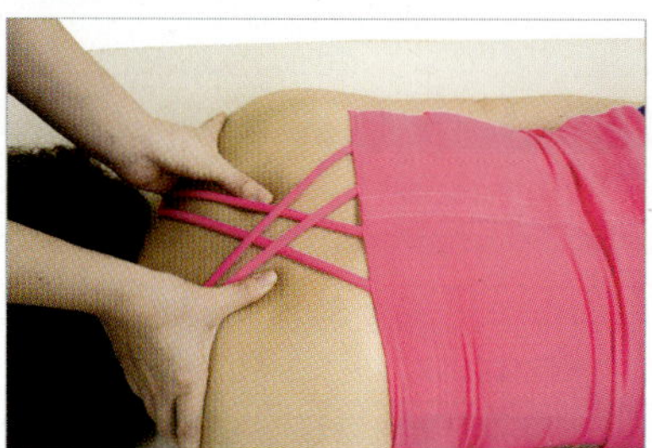

▶그림2 비유혈을 누르며 문지른다.

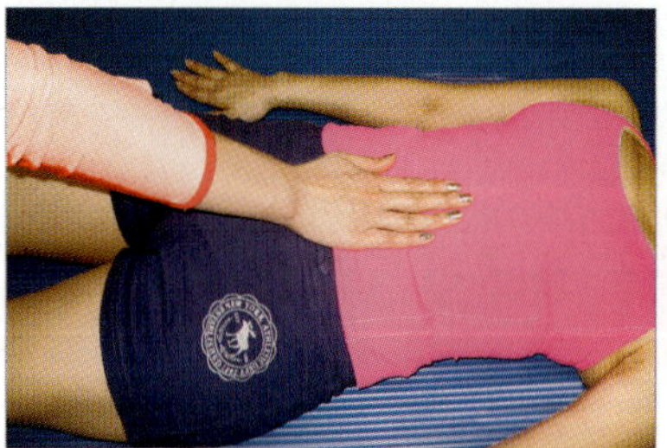

▶그림3 신궐혈을 내리누른다.

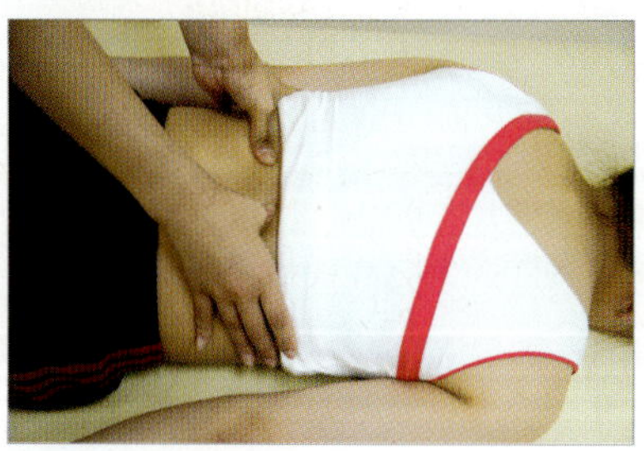

▶그림4 위유혈을 내리누른다.

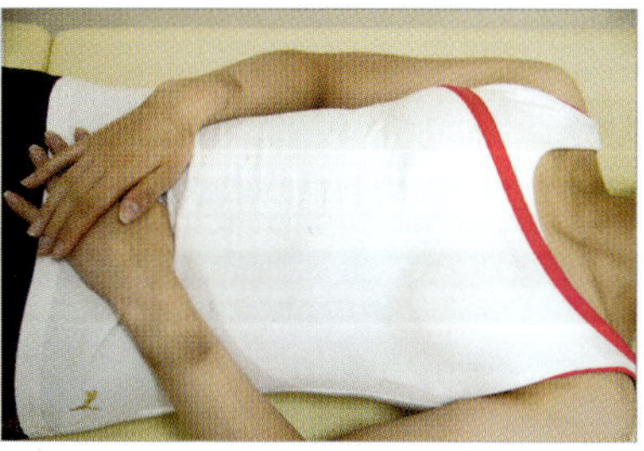

▶그림5 복부를 마찰한다.

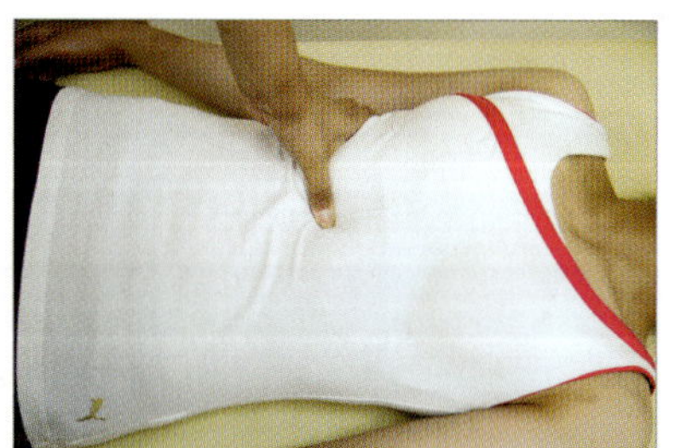

▶그림6 중완혈을 누르며 문지른다.

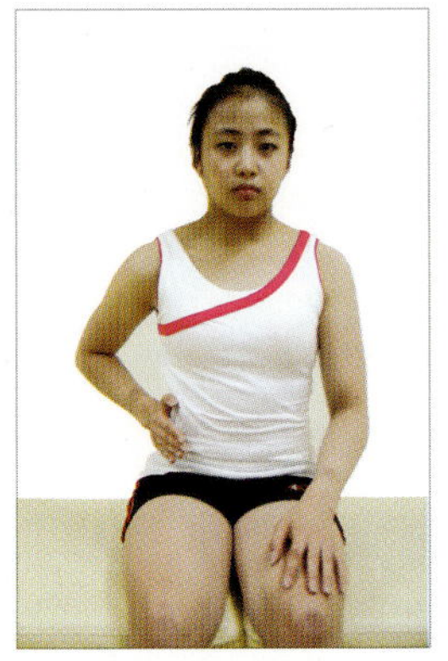

▶그림7 수근으로 허리 양측을 강찰한다.

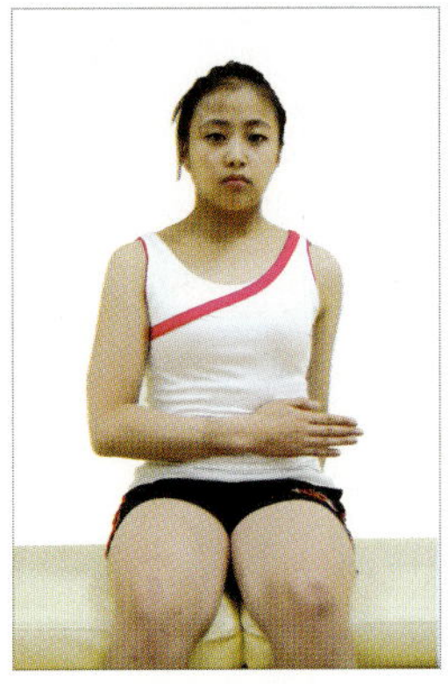

▶그림8 반대쪽의 허리까지 강찰한다.

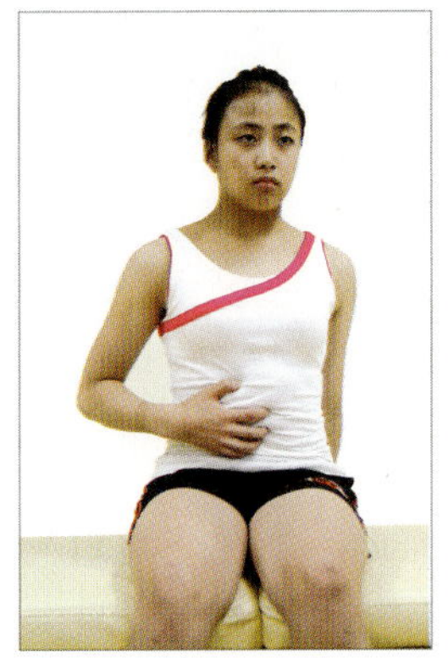

▶그림9 지두로 갈고리처럼 마찰하여 원위치로 돌아온다.

1. 손바닥의 밑부분으로 등의 척추 양옆 부위를 위에서부터 아래로 반복하여 5회 마사지한다(그림1).

2. 대추, 폐유, 궐음유, 간유, 담유, 비유, 명문, 방광유를 각각 50~100회 누르며 문지른다. 힘은 환자가 창만통증을 느낄 정도가 적합하다고 할 수 있다(그림2).

3. 진중, 신궐, 기해, 귀원을 각각 50~100회 누른다. 힘은 가볍고 부드럽게 하는 것이 좋다(그림3).

4. 힘을 주면서 위유, 신유혈을 각각 2분간 누른다. 힘은 약한 데로부터 강하게 환자가 창만통증을 느낄 때까지 힘을 가한다(그림4).

5. 손바닥의 소지구로 척추 양옆을 반복하여 5회 마찰한다.

6. 손바닥의 수장으로 환자의 복부를 5분간 마찰한다. 시계바늘 반대방향으로 마사지하는데 환자가 따뜻하게 느껴지도록 하는 것이 좋다(그림5).

7. 환자의 중완혈을 3분간 누르며 문지른다(그림6).

8. 손바닥을 복부에 밀착시키고 흉골 아래로부터 중극혈까지 힘을 주어

2분간 강찰한다.

9. 손바닥의 수근으로 한쪽 허리로부터 반대쪽 허리까지 밀면서 마찰한다. 그리고 되돌아올 때는 다섯손가락의 지두로 마찰하여 원래의 부위로 되돌아온다. 3분 좌우로 마사지한다(그림7, 8, 9).

10. 양손을 자연스럽게 교차하고 양손의 수근으로 양측의 대횡혈을 누르고(대횡혈의 위치는 배꼽 양측의 1횡장쪽에 있다.) 양손의 소지로 관원혈을 누르고 양손의 모지로 중완혈을 받친다. 위치를 모두 찾은 다음 가볍게 복부를 5분 좌우로 내리누른다.

• 힌트

당뇨병환자를 마사지할 때 아래 사항에 주의하여야 한다.

• 마사지 할 때 가능한 환자의 지체, 근육 등을 이완시켜야 한다. 환자로 하여금 편안하고 오랫동안 유지할 수 있는 체위를 선택하게 하여야 한다.

• 손톱은 길이가 적당하고 변두리가 매끄럽고 깔끔하게 깎아야 시술 시 피부가 긁히지 않는다.

• 마사지를 할 때 양손은 청결을 유지하고 온도는 적당하게 하여 세균 감염 및 손의 온도가 낮아 피부혈관이 수축하여 감염성질환을 방지하여야 한다.

• 환자가 극도로 피로하거나 배고프거나 배부른 상태일 때는 우선 휴식을 취하게 하든지 음식조절을 해야 한다. 식사 한 시간 뒤 다시 마사지를 해야 한다.

• 실내 공기는 잘 통하게 하여야 하며 온도는 높으면 안 된다. 환자가 땀이 나게 되면 제때에 수건으로 닦아줘야 한다.

• 시술기법은 힘은 약하게 시작하여 점점 강하게 하며 갑작스럽게 힘을 주면 안 된다.

• 마사지 전에 환자에게 따뜻한 물을 적당히 마시게 하여 혈액순환과

독소배출에 도움을 주게 한다.
- 마사지 후 환자로 하여금 실내에서 잠깐 휴식을 취하거나 경미한 활동을 하게 한 뒤 밖으로 내보내야 한다.

02 손 마사지 자가 치료

▶ **특효혈위** 노궁, 어계, 태원, 소상, 합곡, 양지

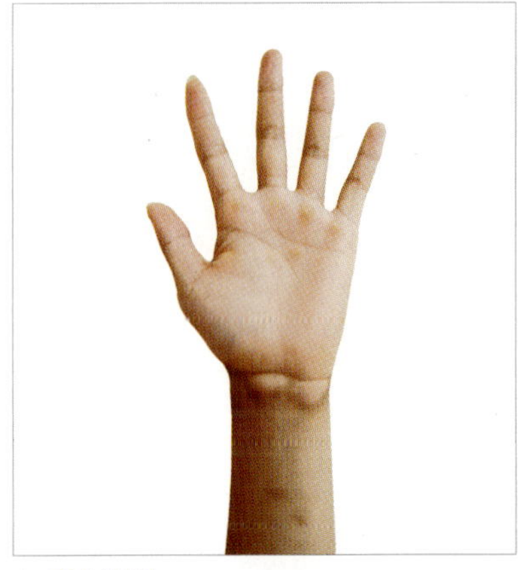

▶ 왼손바닥
- 좌측: 수체, 폐, 위, 췌장, 십이지장
- 중간: 부신, 신장, 간, 대장, 복강신경총, 소장, 수뇨관, 방광

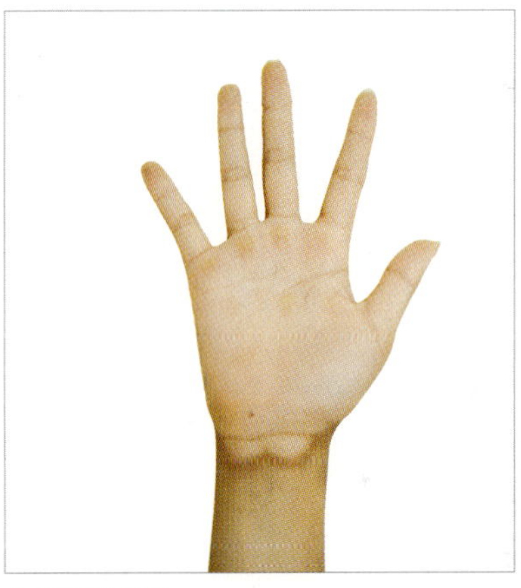

▶ 오른손바닥
- 우측: 비장

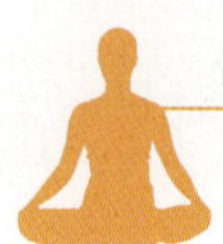

▶ 마사지기법

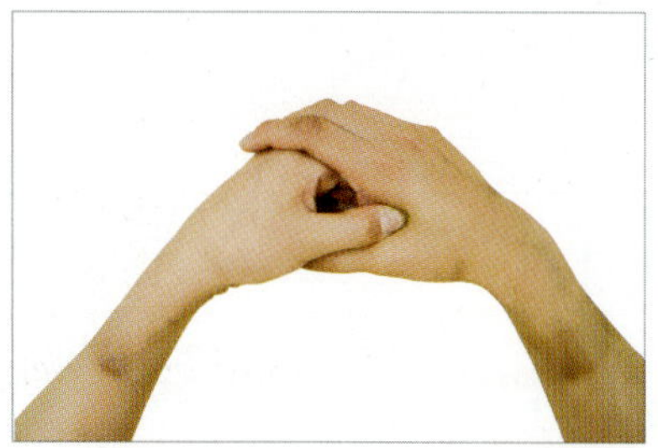

▶그림1 합곡혈을 누른다.

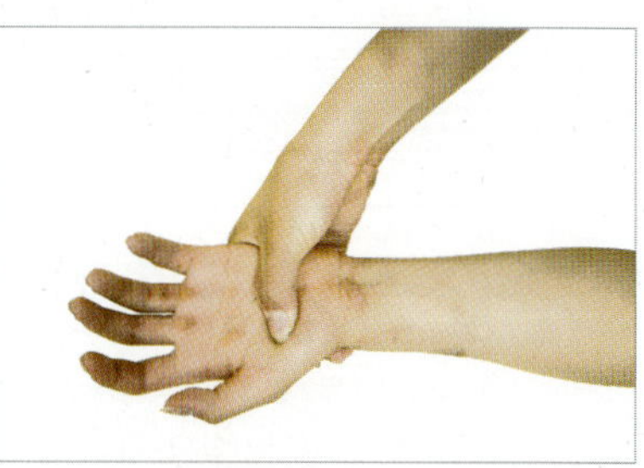

▶그림2 어계혈을 누른다.

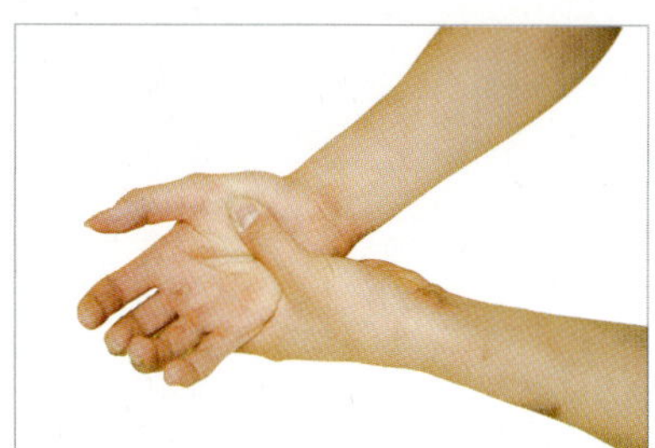

▶그림3 췌장반사구를 누른다.

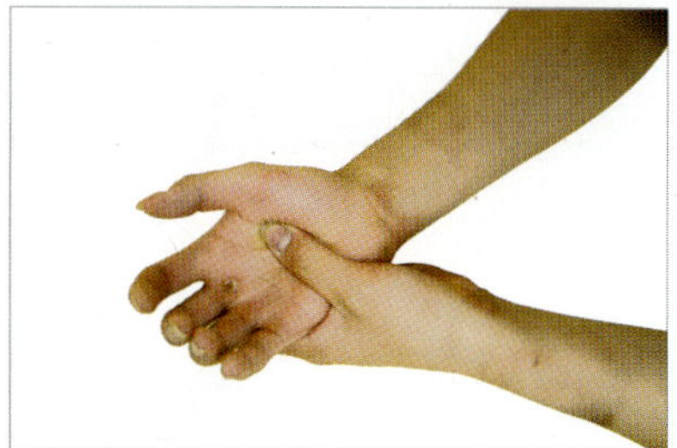

▶그림4 십이지장반사구를 밀며 누른다.

1. 합곡, 소상, 어계, 태원, 양지 등 혈위를 각각 1분씩 누른다(그림1, 그림2).

2. 비장, 폐, 신장 등 반사구를 각각 1분씩 밀면서 문지른다.

3. 소장, 대장 등 반사구를 각각 1분씩 누르며 문지른다.

4. 노궁혈을 50~100회 지압한다. 노궁혈을 중점적으로 지압하는 원인은 이 혈위가 체내의 어혈을 풀어주는 특효혈이기 때문이다. 반복하여 이 혈위를 자극하면 온몸의 혈액순환을 개선할 수 있다.

5. 췌장, 위, 수체, 간반사구를 50~100회 누른다. 힘은 적당하게 환자가 통증을 약간 느낄 정도가 적합하다(그림3).

6. 부신, 수뇨관, 방광, 십이지장반사구를 50~100회 밀면서 누른다. 환자가 받는 느낌이 시큰시큰해 하고 땡땡할 정도가 적합하다(그림4).

03 발 마사지 자가 치료

▶ 특효혈위

- 발바닥 좌측: 뇌하수체, 갑상선, 위, 췌장, 십이지장, 생식선
- 중간: 신장
- 우측: 간, 부신, 심장, 비장
- 발안쪽: 태계혈
- 발등: 태충
- 발목: 상체림프계통, 하체림프계통

▶ 마사지기법

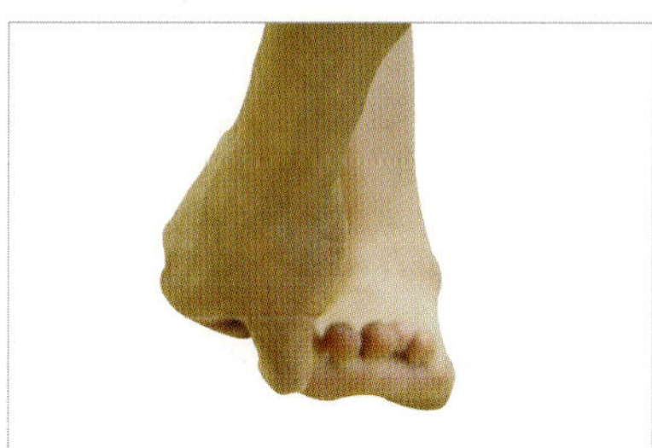

▶그림1 뇌하수체반사구를 누르며 문지른다.

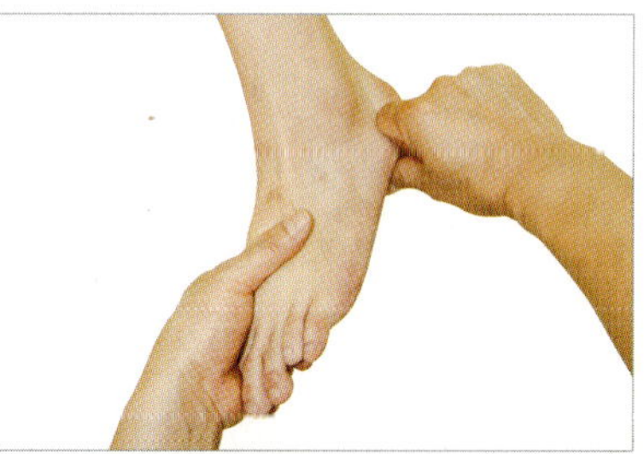

▶그림2 생식선반사구를 누르며 긁어내듯 문지른다.

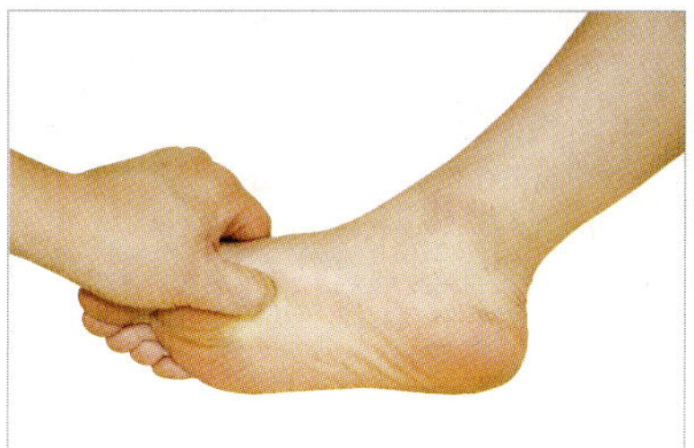

▶그림3 위반사구를 누르며 문지른다.

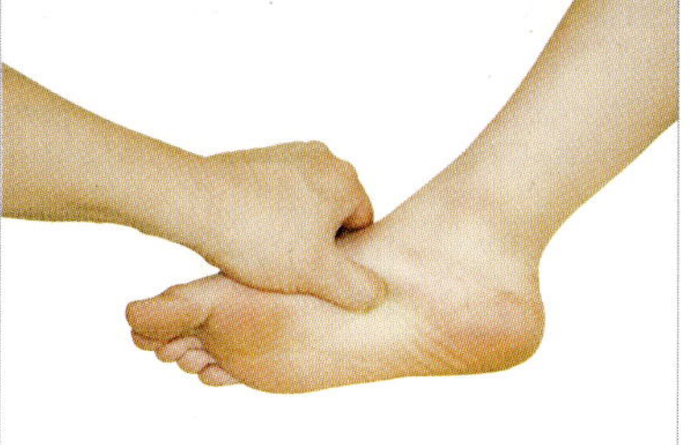

▶그림4 췌장반사구를 누르며 문지른다.

1. 시지를 굽혀 지관절부위로 신장반사구를 50~100회 누른다. 환자가 약간 통증을 느낄 정도가 적합하다.
2. 부신반사구를 50~100회 밀며 누른다. 환자가 받는 느낌이 시큰시큰해 하고 땡땡할 정도가 적합하다.
3. 뇌하수체반사구를 50회 누르며 문지른다(그림1).
4. 생식선반사구를 50회 누르며 긁어내듯 문지른다(그림2).
5. 모지로 췌장, 갑상선, 위, 십이지장(쑥뜸법을 써도 된다) 등 반사구를 각각 50회 누르며 문지른다(그림3, 그림4).
6. 심장, 간, 비장 등 반사구를 50회 누르며 문지른다.
7. 양 모지로 상, 하림프계통반사구를 각각 50회 누르며 문지른다.
8. 모지로 태계, 태충혈을 각각 50회 누르며 문지른다.

• 힌트

- 당뇨병환자는 작업과 휴식시간을 적당하게 분배하여야 한다. 일찍 자고 일찍 일어나며 합리적으로 생활을 안배하여야 하며 활동량에 주의를 기울여야 한다. 증세가 가벼운 환자는 피로하지 않도록 자유롭게 활동해도 되며 증세가 중한 환자는 휴식을 취해야 한다. 비만환자는 단련을 강화하여 체중을 이상적인 범위로 내려가게 하여야 한다.
- 구강과 피부위생을 유지하는데 유의한다. 자주 이를 닦고 목욕을 하여 구강점막과 잇몸궤양 그리고 화농성피부염을 방지하여야 한다.
- 거실의 온도를 적당히 하고 제때에 옷과 이불을 첨가하여 감기로 하여 증세가 가중되는 것을 피해야 한다.
- 낙관적이고 당뇨병의 원인, 치료방법을 알고 질환을 이겨 나가려고 하는 심신을 강화한다. 정신압력을 극복하고 적극적이고 주동적으로 치료에 임한다. 유쾌한 마음을 유지하고 정신이 과도하게 격동되는 것을 피하고 특히 슬퍼하거나 격노하는 것을 피해야 한다.

04 두면부 마사지 자가 치료

▶ 특효혈위

- 윗그림 좌측: 사백 우측: 신정, 인당, 찬죽, 정명
- 좌측그림: 풍지
- 우측그림: 사신총, 태양

- 힌트

당뇨병은 유전과 환경요소가 상호작용하여 일어나는 흔한 질환이다. 임상에서 혈당을 주요한 핵심으로 한다. 임상진단표준은 당뇨증상이 있는 사람은 평소 정맥혈당≥11.1mH/L 혹은 공복혈당≥7.8 mH/L면 당뇨병이라 확정한다. 당뇨병이 효과적인 치료를 받지 못하면 신체의 기타 계통의 병변을 일으키는데 흔히 보게 되는 합병증은 케토시스산 중독, 심장병, 하지혈관질환, 신장질환, 시망막질환, 신경질환, 피부와 기타병변 등이 있다.

▶ 마사지기법

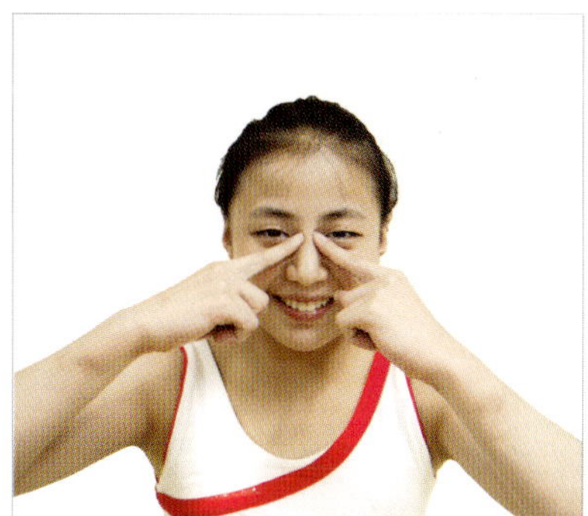

▶그림1 정명혈을 누르며 문지른다.

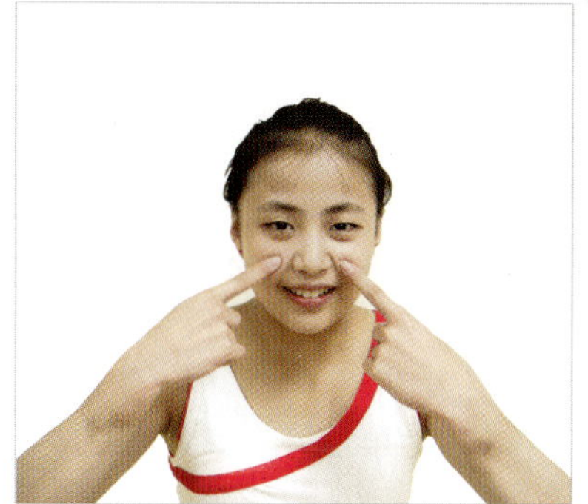

▶그림2 사백혈을 누르며 문지른다.

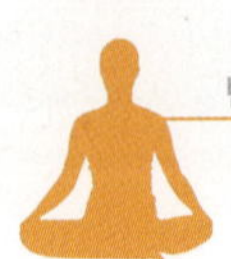

1. 태양혈을 30~50회 누르며 문지른다. 힘은 환자가 시큰시큰해 하며 땡땡할 정도가 적합하다.

2. 인당혈을 100회 누르며 문지른다. 힘은 중간 정도가 적합하다.

3. 두 손으로 찬죽부터 양측의 태양혈까지 30~50회 밀면서 누른다.

4. 양손의 모지의 요골측연을 교체하면서 인당부터 신정혈까지 30~50회 누르며 민다. 힘은 중간 정도가 적합하며 반복하여 환자가 온열감이 있을 때까지 하면 된다.

5. 풍지혈을 쥐어 잡아 당긴다. 환자가 국부적으로 경미하게 팽창해서 아픈 감각이 있으면 된다.

6. 네 손가락을 모아서 앞이마로부터 머리의 양측까지 양손으로 반복하여 2분간 밀어준다.

7. 시지지두로 정명, 사백혈을 각각 1분씩 누르며 문지른다(그림1, 그림2).

8. 모지지두로 사신총혈을 누르며 문지른다. 점차 힘을 가하며 2분간 누르며 문지른다. 환자가 국부적으로 팽창하며 아픈 감각이 있으면 좋다.

9. 모지를 머리 위의 앞쪽에 놓고 나머지 네 손가락의 지첨으로 머리를 돌아가며 마사지해준다. 좌우 30회 실시한다. 이 방법은 빗으로 머리를 빗는 것으로 대체할 수 있다.

10. 다섯손가락으로 머리를 앞으로부터 뒤로 잡아당긴다. 머리 뒤로 갔을 때는 세 손가락으로 잡아당긴다. 그리고 위로부터 아래로 목을 잡아당긴다. 반복하여 3~5회 실시한다.

• 힌트

유쾌한 심정을 유지하는 것은 당뇨병환자에게 매우 중요하다. 정서가 긴장되거나 우울 혹은 격동 등은 뇌하수체, 부신, 인슐린의 기능에 영향을 주어 혈당이 높아지게 된다. 평소에 수영, 워킹, 자전거, 달리기, 태극권 등 유산소운동을 하면 다이어트를 할 수 있다. 다이어트를 하면 많은 조직이 인슐린의 민감성을 높여주기에 혈당대사를 개선할 수 있다.

05 귀 마사지 자가 치료

▶ 특효혈위

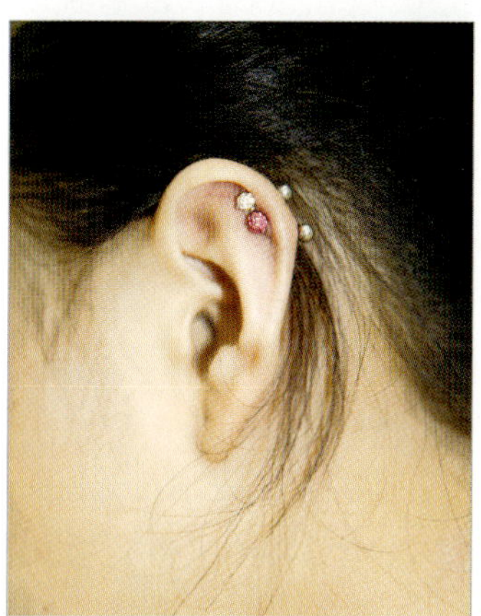

▶그림왼쪽: 신장, 췌장 담, 간, 비장, 내분비
▶그림오른쪽: 신문, 방광, 위, 심장, 부신

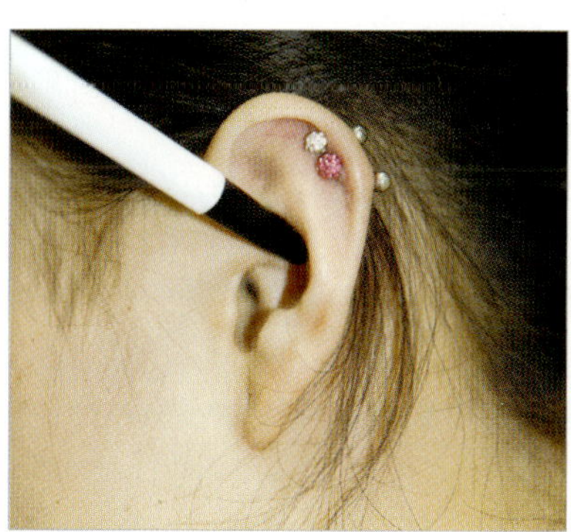

▶그림1 작은 봉으로 췌장과 담반사구를 문지른다.

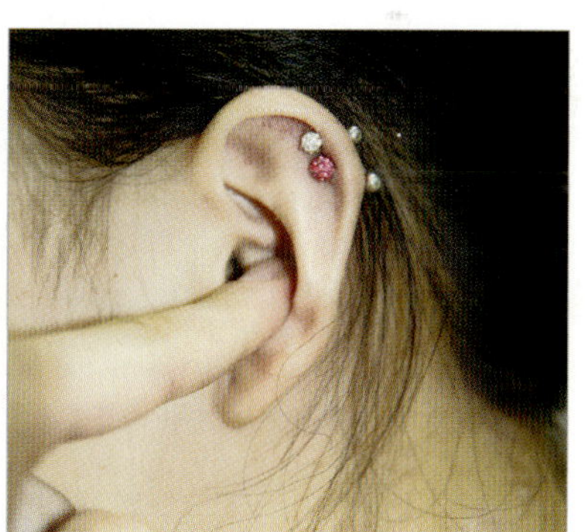

▶그림2 심장반사구를 문지른다.

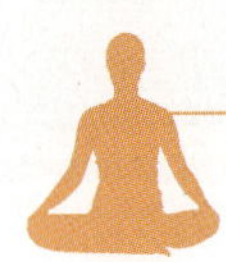

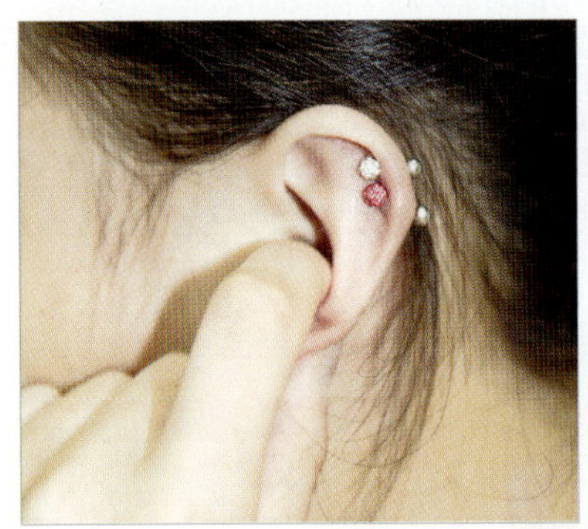
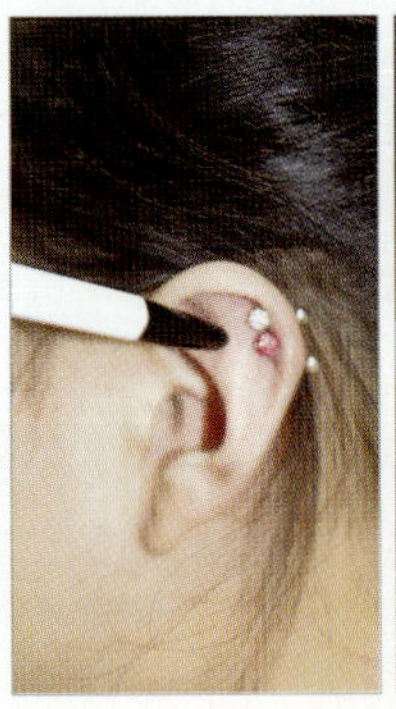
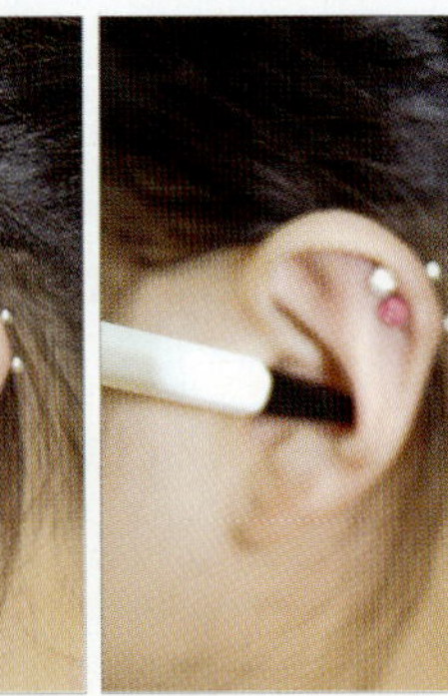

▶그림3 간반사구를 누른다. ▶그림4 신문, 간반사구에 붙이고 누른다.

▶ 마사지기법

1. 작은 봉으로 귀의 내분비, 신장, 췌장과 담, 간반사구를 각각 6분씩 문지른다. 빈도는 분당 90회 정도가 적합하며 힘은 가볍고 느리며 부드러워야 한다(그림1).

2. 시지로 췌장과 담반사구를 1~2분간 누른다.

3. 내분비반사구를 1~2분간 잡고 문지른다.

4. 시지로 심장반사구를 1~2분간 누르며 문지른다(그림2).

5. 시지로 신장반사구를 1~2분간 누르며 문지른다.

6. 시지로 간반사구를 1~2분간 누르며 문지른다(그림3).

7. 시지로 폐반사구를 1~2분간 누르며 문지른다.

8. 시지로 위반사구를 1~2분간 누르며 문지른다.

9. 방광반사구를 1~2분간 누르며 문지른다.

10. 귓바퀴를 3분간 비벼준다.

11. 상술한 신장, 신문, 간, 폐, 위 등 반사구 혹은 혈위에서 2~4개를 취하여 왕불유행자 한 알을 0.5 x 0.5cm되는 테이프에 놓고 귀의 혈위에 붙인다. 시지, 모지로 문질러 시큰시큰 하면서 무감각해지거나 아프면 된다. 매일 3~5회 누르고 매번 한쪽 귀에 번갈아 가며 붙인다.

매번 2일씩, 매주 2번씩 붙이며 한 개 치료과정이 10차이며 치료간격은 5~7일이다. 당뇨병환자는 피부가 손상되면 쉽게 낫지 않기 때문에 누르며 문지를 때 가볍고 부드러워야 하며 피부가 민감하면 붙이고 있는 시간을 줄여서 피부가 파손되는 되는 것을 방지하여야 한다(그림4).

• 힌트

- 엄중한 심장병이 있는 환자는 귀마사지를 해서는 안 되며 더욱이 강렬한 자극을 주어서는 안 된다.
- 엄중한 기질성 질환과 고도의 빈혈이 있는 사람은 귀반사구에 강렬한 자극을 주어서는 안 된다.
- 귀에 뚜렷한 염증이 있는 사람은 귀마사지를 하지 말아야 한다.
- 여성은 임신기간에 그리고 습관성유산사가 있는 사람은 귀마사지를 삼가해야 한다.
- 노인과 신체허약자, 엄중한 기질성질환자, 고혈압환자는 시술 전 적당한 휴식을 취해야 한다. 시술시 기법이 가볍고 부드러워야 하며 자극이 크지 않게 하여야 한다.
- 감기에 걸렸을 때 코를 쉬고 힘있게 코를 풀지 말아야 한다. 왜냐하면 기류가 코로부터 인두를 통하여 연고관을 통하여 중이강에 세균을 끌어들여 중이염을 일으킬 수 있기 때문이다.
- 노인성청력감퇴환자는 해마다 늘어나고 있는 추세이다. 자주 귀의 혈위(청궁, 이문 등)의 마사지와 증상에 맞춰 약을 쓰게 되면 증상을 개선할 수 있다.

참고문헌

설륜성(2007) 스포츠마사지가 무용수 상해예방에 주는 효과 연구. 전북대학교 대학원 석사학위논문.

한선주(2008) 스포츠마사지가 고등학교 레슬링선수의 순발력과 민첩성에 미치는 영향. 경기대학교 스포츠과학대학원 석사학위논문.

고수성(2006) 스포츠 마사지의 효과에 관한 고찰. 울산대학교 산업대학원 석사학위논문.

배도섭(2008) 스포츠 마사지가 지연유발근육통(DOMS)에 대한 통증 및 혈중 지질에 미치는 영향. 한신대학교 스포츠재활과학대학원 석사학위논문.

전진열(2008) 카이로프랙틱과 스포츠마사지가 만성요통 환자의 요통자각도와 통증관련 생활요인에 미치는 효과. 대구가톨릭대학교 대학원 석사학위논문.

김민선(2002) 스포츠 마사지가 비만자의 지질대사에 미치는 효과 . 용인대학교 교육대학원 석사학위논문.

백승현(2009) 일과성 운동 후 회복기 스포츠마사지가 근기능, 심혈관계기능, 혈중 피로물질 및 전해질 농도에 미치는 영향. 전북대학교 대학원 박사학위논문.

배은혜(2007) 스포츠마사지가 여자 유도선수들의 자율신경변화에 미치는 영향. 용인대학교 대학원 석사학위논문.

김민형(2003) 운동 후 스포츠마사지가 혈중 젖산 농도 변화에 미치는 영향. 우석대학교 교육대학원 석사학위논문.

노판수(2002) 스포츠마사지가 장거리 달리기의 경기력과 부상예방 및 피로회복에 미치는 영향. 경희대학교 체육대학원 석사학위논문.

김덕영(2007) 요통환자를 위한 요통체조와 스포츠마사지가 건강에 미치는 영향. 우송대학교 보건복지대학원 석사학위논문.

백승현(2004) 카이로프랙틱과 스포츠마사지 골반 각의 변위에 의한 요통의 감소에 미치는 영향. 전북대학교 교육대학원 석사학위논문.

이영동(2003) 최대운동 후 스포츠마사지가 혈액세포에 미치는 영향. 조선대학교 교육대학원 석사학위논문.

박칠성(2008) 치료적 스포츠마사지가 지연유발근육통의 근손상지표에 미치는 영향. 동신대학교대학원 석사학위논문.

김영빈(2000) 유형별 스포츠마사지 처치가 심폐기능, 호르몬반응 및 전해질 농도에 미치는 영향. 원광대학교 대학원 석사학위논문.

신종윤(2009) 최대운동 후 스포츠마사지가 혈중 피로문질 대사에 미치는 영향. 우석대학교 교육대학원 석사학위논문.

최경삼(2003) 스포츠마사지 실시 전 후 신체조성에 미치는 영향. 부경대학교 대학원 석사학위논문.

정문효(2001) 최대운동 후 스포츠마사지 처치가 혈액변인과 근통증 자각도에 미치는 영향. 국민대학교 스포츠산업대학원 석사학위논문.

최덕성(2007) 스포츠마사지가 섬유근통증후근 환자의 삶의 질과 통증척도에 미치는 영향. 원광대학교 대학원 석사학위논문.

강현희(2002) 한국 스포츠마사지의 실태 및 발전방향 연구. 고려대학교대학원 박사학위논문.

송명현(2003) 신체접촉을 통한 스포츠마사지가 자폐아의 적응행동에 미치는 효과. 공주대학교 교육대학원 석사학위논문.

차지현(2006) 고교 볼링선수들의 경기 중 스포츠마사지가 근 피로회복에 미치는 영향. 명지대학교 대학원 석사학위논문.

조영윤(2003) 무용전공자를 위한 스포츠마사지 효과 연구: 서울소재 예술고등학교 중심으로. 경희대학교 대학원 석사학위논문.

김정석(2000) 스포츠센터 참가주부의 스포츠마사지 경험이 여가만족 및 생활만족에 미치는 영향. 용인대학교 대학원 석사학위논문.

이성주(2008) 최대하운동 후 스포츠마사지가 혈중 피로물질 및 대사 물질에 미치는 영향. 강릉대학교 대학원 석사학위논문.

손진수(2002) 스포츠마사지 처치가 견관절 동통 증후군 환자의 견관절 가동성 향상 및 통증 완화에 미치는 영향. 고려대학교 대학원 석사학위논문.

오동우(2004) 스포츠마사지 프로그램이 지연유발근육통의 통증과 근육손상지표에 미치는 영향. 원광대학교 대학원 박사학위논문.

남정우(2001) 마사지 처치가 회복기의 에너지 대사 및 전해질에 미치는 영향. 전남대학교 교육대학원 석사학위논문.

김용서(2009) 고관절 부위와 마사지가 하체 체형 변화에 미치는 영향. 인제대학교 대학원 석사학위논문.

황병관(2010) 마사지와 스트레칭이 볼링선수들의 체력 훈련과 볼링 경기 후 피로회복에 미치는 영향. 대구가톨릭대학교 교육대학원 석사학위논문.

박상욱, 강현희(2004) 여가활동으로서의 스포츠마사지의 가치 연구. 한국스포츠리서치, 15권 5호, 839-846.

백승현, 신명희, 황은아, 강희성, 김형준(2009) 스포츠마사지를 이용한 다리각도와 하지길이의 교정이 요통이 자각 감소에 미치는 영향. 운동학학술지, 11권 2호. 55-53.

이승열, 유경태(2009) 최대부하운동 스포츠 마사지가 하지 근력 회복에 미치는 영향. 운동학학술지, 11권 3호, 41-51.

노판수, 윤우상, 박현(2003) 스포츠마사지가 장거리 달리기의 경기력과 부상예방 및 피로회복에 미치는 효과. 체육학논문집. 31권, 65-74.

백승현, 강희성, 공미애(2007) 운동 후 회복기 스포츠 마사지가 심장 자율신경 활동에 미치는 영향. 운동과학, 16권 3호, 271-280.

진행미, 황선주, 김창호(2009) 스포츠마사지가 고등학교 레슬링선수의 순발력과 민첩성에 미치는 영향. 대학무도학회지, 11권 2호, 287-298.

정동혁(2003) 스포츠의학에 있어서 칠적 스포츠마사지에 대한 탐색. 체력과학연구, 26권 1호, 83-110.

김영빈(2005) 스포츠마사지 프로그램이 통풍의 통증평가척도에 미치는 영향. 체력과학연구. 28권, 29-43.

홍성찬, 박병근, 정동혁(2002) 이상근증후군에 있어서 치료적 스포츠마사지의 효과. 체력과학연구. 25권 1호. 1-18.

백종희, 윤미숙, 박상갑, 권유찬, 채종훈(2001) 최대운동 후 스포츠마사지가 회복기 심폐기능 및 젖산 농도에 미치는 영향. 한국체육학회지, 40권 3호, 825-834.

신범철, 육조영(1998) Sports Massage의 시술자세와 촉진에 관한 연구. 한국스포츠리서치. 9(1).

육조영 외(1991) 스포츠 마사지와 운동요법. 도서출판 홍경.

육조영(1992) 스포츠 마사지와 치료방법론. 도서출판 홍경.

육조영(1998) 스포츠 마사지론. 도서출판 홍경.

육조영(1998) 운동후 Stretching과 Sports Massage가 피로회복에 미치는 영향. 한국스포츠리서치.

9(2).

육조영(1999) 발관리요법. KSIDI 출판부.

육조영(1999) 수면요법. KSIDI 출판부.

육조영(1999) 피부마사지 요법. KSIDI 출판부.

육조영, 김명기, 이윤근, 임정일, 김석일, 김희선(2000) 스포츠 마사지학. 도서출판 홍경.

Antoni, M.H., Goodkin, K., Goldstein, V., Laperriere, A., Ironson, G., & Fletcher, M.A.(1991) Coping responses to HIV-1 sorostatus notification predict short-term affective distress and one year immunologic status in HIV-seronegative and seronegative gay men [Abstract]. *Psychosomatic Medicine. 53*, 227.

Arkko, P.J., Pakarinen, A.J., & Kari-Koskinen, O.(1983) Effects of whole body massage on serum protein, electrolyte and hormone concentrations, enzyme activites, and hematological parameters. *International Journal of Sports Medicine. 4*, 265-267.

Armstronh, R.B., Warren, C.L., & Wyatt, F.(1989) The effects of massage treatment on exercise fatique. *Clinical Sports Medicine. 1*, 189-196.

Balnave, C.D., & Thompson, M.W.(1993) Effects of training on eccentric exercise-induced muscle damage. *Journal of Apple Applied Physiology. 75*, 1545-1551.

Barbach, L.(1983) For Each Other Doublenday Anchor Press.

Barlow, A., Clarke, R., Johnson, B., Seabournc, D., Thomas, & Gal, J.(2004) Effect of massage of the hamstring muscle group on performance of the sit and reach test. *Br. J. Sports Med. 38*, 349-351.

Barlow, Y., & Willouby, J.(1992) Pathophysiology of soft tissue repair. *Britigh Medicine Bullitin. 48*, 698-711.

Batavia, M.(2004) Contraindications for therapeutic massage: do sources agree? *Journal of bodywork and movement therapies. 8*, 48-57.

Berk, L.S., Nieman, D.C., & Youngberg, W.S.(1990) The effect of long endurance running on natural killer cells in marathoners. *Medical and Science in Sports and Exercise. 22*, 207-212.

Blalock, J.E.(1984) The immune system as a sensory organ. *Journal of Immunoligy. 32*,

1067-1070.

Brahmi, Z., Tomas, J.E., Park, M., & Dowdeswell, I.A.G.(1985) The effect of acute exercise on natural killer cell activity of trained sedentary human sebjets. *Journal of Allergy Clinical Immunology. 5*, 321-328.

Cafarelli, E., & Flint, F.(1992) The role of massage in preparation for and recovery from exercise. *Sports Medicine. 14*, 1-9.

Callaghan, M.J.(1993) The role of massge in the management of the athlete : a review. *British Jurnal of Sports Medicine. 27*, 28-33.

Carroll, K.K., Flynn, M.G., Bodary, P.F., Bushman., Choi, D.H., Weiderman, C.A., Brickmanm, T.M., Brickman, L.E., & Brolinson, B.A.(1995) Resistance Training and immune system function of young men. *Medical and Science in Sports and Exercise. 27*, S176.

Clarkon, P.M., & Newham, D.J.(1994) Associations between muscle soreness, damage and fatigue. *Advaned Experimental Medical Biology. 384*, 457-469.

Clarkson, P.M., & Sayers, S.P.(1999) Etiology of exercise-induced muscle damage. Canadian *Journal of Applied Physiology. 23*, 234-248.

Corbin, L.(2005) Safety and efficacy of massage therapy for patients with cancer. *Journal of cancer control. 12*(3), 158-164.

Crenshaw, A.G., Thornell, L.E., & Friden, J.(1994) Intramusclular pressure, torque and swelling in the exercise-induced sore vastus lateralis muscle. *Act Physiology Scandinavian. 152*, 265-277.

Doershuckm, C.M., Allard, M.F., Lee, S., Brumawell, M.L., & Hogg, J.C.(1988) Effect of epinephrine on neutrophil kinetics in rabbit lungs. *Journal of Applied Physiology. 63*, 401-407.

Drew, T., Kreider, R., & Drinkard, B.(1990) Effects of post-event massage therapy on repeated ultra-endurance cycling. *International Journal of Sports Medicine. 11*, 407.

Edward, A.J., Bacon, T.H., Elms, C.A., Verardi, R., Felder, M., & Knight, S.C.(1984)

Changes in the populations of lymphoid cells in human peripheral blood following physcal exercise. *Clinical Experimental Immunology. 58*, 420-427.

Eisenberg, D.M., Kessler, R.C., Foster, C., Norlock, F.E., Calkins, D.R., & Delbanco, T.L.(1993) Unconventional medicine in the United States: Prevalence, coats and patterns of use. *New England Journal of Medicine. 328*, 246-252.

Ernst, E.(1998) Does post-exercise massage treatment reduce delayed onset muscle soreness? A systematic review. *British Journal of Sports Medicine. 32*(3), 212-4.

Ernst, E.(2004) Manual therapies for pain Control: Chiropractic and massge. *Clin. J. Pain. 20*, 8-12.

Esperson, G.T., Elback, A., Ernst, E., Toft, E., Kaalund, S., Jersild, C., & Grrunner, N.(1990) Effect of physical exercise on cytokines and lymphocyte subpopulation inhnman peripherial blood. *Acta Pathology & Immunology Scandinaviam. 98*, 395.

Evans, W., & Cannon, J.(1991) Metabolic effects of exercise-induced muscle damage. Exercise and Sports Science Review. 19, 125.

Faulkner, J.A., Brooks, S.V., & Opiteck, J.A.(1993) Injury to skeletal muscle fibres during contraction : Conditions of occurrence and prevention. Physiological Therapy. 73. 911-921.

Ferrell-Torry, A.T., & Glick, O.J.(1993) The use of therapeutic massage as a nursing intervention to modify anxiety and the perception of cancer pain. Cancer Nursing. 16, 93-101.

Ferry, A., Picard, F., Duvallet, A., Weill, B., & Rieu, M.(1990) Changes in blood leukocyte populations induced by acute maximal and chronic submaximal exercise. *European Journal of Applied physiology. 59*, 435-442.

Field, T., Grizzle, N., Scafidi, F., & Schanberg, S.(1994) Massge and relaxation therapies' effects on depressed mothers. Manscript under reivew.

Field, T., Hernandez-Reif, M., Diego, M., Feijo, L., Vera, Y., & Gil, K.(2004) Massage therapy by parents improves early growth and development. *Infant behavior & development. 27*, 435-442.

Field, T., Morrow, C., Valdeon, C., Larson, S., Kuhn, C., & Schanberg, S.(1992) Massage reduces anxiety in child and aldolesscent psychiatric patients. *Journal of American Academic Child and Adolescent Psychiatry. 31*, 125-131.

Fitts, R.H.(1994) Cellulae Mechanisms of muscle fatique. *Physiololgical Review. 74*, 49-94.

Flankiln, G.A.(1993) The role of massage in preparation for and recovery from exercise. *Sports Medicine, 14*(1).

Fraser, J., & Kerr, J.R.(1993) Psychophysiological effects of back massage on elderly insstitutionalized patients. *Journal of Advance Nursing. 18*, 238-245.

Fulmer, J.E.(1994) The effect of pre-performance massage on frequency in sprinters. *Atheletic Training. 26*.

Galloway, S.D.R., & Watt, J.M.(2004) Massage provision by physiotherapists at major athletics events between 1987 and 1998. *Br. Sports Med. 38*, 235-237.

Goats, G.C.(1994) Massage : the scientific basis of an ancient art. Part 1. Yhe techniques. *British Journal of Sports Medicine. 28*, 149-152.

Gupta, S., Goswami, A., Sadhukhan, A.K., & Mathur, D.N.(1996) Comparative study of lactate removal in short term massage of extremities, active recovery and a passive recovery period after supramaximal exercise sessions. *International Journal of Sports Medicine. 17*(2), 106-110.

Hart, J.M., Swanik, C.B., Tierney, R.T.(2005) Effects of sport massage on limb girth and discomfort associated with eccentric exercise. *Journal of athletic training. 40*(3), 181-185.

Hinds, T., Mcewan, I., Perkers, J., Dawson, E., Ball, D., & George, K.(2004) Effects of massage on limb and skin blood flow after quadriceps exercise. American college of sports medicine.

Hoffman-Goetz, L., & Pederson, B.K.(1994) Exercise and the immune system; a model of the stress response? *Immunology Today. 15*, 382-387.

Howatson, G., Garze, D., & Someren, K.A.(2005) The efficacy of ice massage in the treatment of exercise-induced muscle damage. *Scand J. Med. Sci. Sports. 15*, 416-

422.

Howell, J.N., Chleboun, G., & Conatser, R.(1993) Muscle stiffness, Strength loss, swelling and soreness following exercise-induced injury in humans. *Journal of Physiology. 464*, 183-196.

Hunt, M.E.(1990) Physiotherapy in sports medicine. In : Torg, J.S., Welsh, P.R. & Shephard, R.G.(Eds.). *Current Therapy in Sports Medicine. 2*, 48-50.

Hunter, A.M., Watt, J.M., Watt, V., & Galloway, S.D.R.(2006) Effect of lower limb massage on electromyography and force production of the knee extensors. *Br. J. Sports Med. 40*, 114-118.

Ironson, G., & Field, T.(1996) Massage therapy is associated with enhancement of the immune system's cytotoxic capacity. *International Journal of Neuroscience. 84*, 205-217.

Ironson, G., Field, T., Scafidi, F., Hashimoto, M., Kumar, A., Price, A., Goncalves, A., Burman, I., Tetenman, C., Patarca, R., & Fletcher, M.A.(2000) Massage therapy is associated with enhancement of the immune system's cytotoxic capacity. *International Journal of Neuroscience. 84*, 205.

Ironson, G., Friedman, A., Klimas, N., Antoni, M., Fletcher, M.A., Laperriere, Simonneau, J., & Schniederman, N.(1994) Distress, denial and low adherence to behavioral interventions predict faster disease progression in gay men infected with immunodeficiency virus. *International Journal of Behavior Medicine. 1*(1), 90-105.

Jane, A.D., Richard, R.M., & Sarah, E.C.(1990) Effect of massage on serum level of β-endorphin and β-lipotropin in health adults, Physical therapy.

Jerrilyn, A., Cambron, D.C., M.P.H., Ph.D., Dexheimer, J., L.M.T., & Patrica Coe, D.C., C.M.T.(2006) Changes in blood pressure after various forms of therapeutic massage: a preliminary study. *The journal of alternative and complement medicine. 12*(1), 65-70.

Jonhagen, S., Ackermann, P., Eriksson, T., Saartok, T., & Renstrom, P.A.F.H.(2004) Sports massage after eccentric exercise. Am. *J. Sports Med. 32*(6), 1499-1503.

Kaye, A.D., Kaye, A.J., Swinford, J., Baluch, A., Bawcom, B.A., Lambert, T.J., & Hoover, J.M.(2008) The effect of deep-tissue massage therapy on blood pressure and heart rate. The journal of Alternative and complementary medicine. 14(2), 125-128.

Kendall, A., Hoffman-Goetz, L., Houston, M., & MacNeil, B.(1990) Exercise and blood lympocyte subset responses : intensity, duration and subject fitness effects. *Journal of Applied Physiology. 69*(1), 251-260.

Kiecolt-Glaser, J.K., Glaser, R., Strain, E., Stout, J., Messick, G., Sheppaed, S. Ricker, G., Romisher, S.C., Briner, W., Bonnell, G., & Donnerberg, R.(1985) Psychosocial enhancement enhancement of immunocompetence in a geriatric population. *Health Psychology. 4*, 25-41.

Kiecolt-Glaser, J.K., Glaser, R., Strain, E., Stout, J., Tarr, K., Holliday, J., & Specicher, C.E.(1986) Modulation of cellular immunity in medical students. *Journal of Behavior Medicine. 9*, 5-21.

Kuipers, H.(1994) Exercise-induced muscle damage. *International Journal of Sports Medicine. 15*, 132-135.

Langewitz, W., Ruttiman, S., Laifer, G., Maurer, P., & Kiss, A.(1994) The intergration of alternative treatment modalities in hiv ibfection-the patient's perspective. *Journal of Psyhosom Reserch. 38*, 687-693.

Leach, R.E.(1998) Hyperbaric oxygen therapy in sports. *American Journal of Sports Medicine. 26*, 489-490.

Lehn, C., & Prentice, W.E.(1994) Massage In Prentice W.E.(ed). Therapeutic Modalities in Sports Medicine. St. Louis, Mosby-Year Book Inc., 335-363.

Lewis, M., & Johnson, M.I.(2006) The clinical effectiveness of therapeutic massage for musculoskeletal pain: a systematic review. *Journal of Physiotherapy. 92*. 146-158.

Lewis, R.K.(1995) A Physiologic evaluation of the sports massage. *Athletic Training. 26*.

Longworth, J.C.D.(1982) Psychophysiological effects of back massage in normotensive females. *Advances Nurse Science. 4*. 44-61.

Mackinnon, L.T.(1989) Exercise and natural killer cells: what is the relationship? *Sports ,*

141-149.

Mackinnon, L.T.(1993). *Exercise & Immunology*. Champaign. IL, Human Kinetics.

Mackinnon, L.T., & Jenkins, D.G.(1993) Decreased salivary immunoglobulins after intense internal exercise before and after training. *Medicine and Science in Sports and Exercise. 25*, 678-683.

McCarthy, D.A., Snyder, A.C., Foster, C., & Wehrenberg, W.B.(1998) The leukocytosis of exercise, a review and model. *Sports Medicine. 6*, 333-363.

McKechnie, G.J.B., Young, W.B., & Behm, D.G.(2007) Acute effects of two massage techniques on ankle joint flexibility and power of the plantar llexors. *Journal of Sports Science and Medicine. 6*, 498-504.

Meek, S.S.(1993) Effects of slow stroke back massage on relaxation in hospice clients. IMAGE: *Journal of Nursing Scholarship. 25*, 17-21.

Moraska, A.(2007) Therapist education lmpacts the massage effect on postrace muscle recovery. University of Colorado at Denver and Health Sciences Center, Denver, Co.

Mori, H., Ohsawa, H., Tanaka, T.H., Taniwaki, E., Leisman, G., & Nishijo, K.(2004) Effect of massage on blood flow and muscle fatigue following isometric lumbar exercise. Med. *Sci. Monit. 10*(5), 173-178.

Nieman, D.C., Henson, D.A., Gusewitch, G., Warren, B.J., Dotson, R.C., Butterworth, D.E., & Nehlsen-Cannarella, S.L.(1993) Physical activity and immune fuction in elderly women. *Medicine and Science in Sports and Exercise. 25*, 823-831.

Nosaka, K., & Clarkson, P.M.(1992) Relationship between post-exercise plasma CK elevation and muscle mass involved in the exercise. 25. 823-831.

Nosaka, K., & Clarkson, P.M.(1992) Relationship between post-exercise plasma CK elevation and muscle mass involved in the exercise. *International Journal of Sports Medicine, 13*(6), 471-475.

Oshida, Y., Yamanouchi, K., Hayamizu, S., & Satto, Y.(1988). Effect of acute physical exercise on lymphocyte subpopulation in trained and untrained subjects.

International Journal of Sport Medicine. *9*, 137-140.

Pedersen, B.K., Tvede, N., Hansen, F.R., Anderen, V., Bendixen, G., Bendtzen, K., Galbo, Haahr, P.M., Klarlund, K., Sylvest, J., Thomsen, B.S., & Halkjaer-Kristensen, J.(1988) Modulation of natural killer cell cativity in peripheral blood by physical exercise. *Scandinabica Journal of Immunology. 27*, 673.

Pedersen, B.K., Tvede, N., Klarlund, K., Christensen, L.D., Hansen, F.R., Galbo. H., Kharazmi, A., & kalkjaer-Kristensen, J.(1990) Indomethacin in vitro and in abolishes post-exercise supperssion of natural killer cell activity peripheral blood. *International Journal of Sports Medicine. 11*, 127-131.

Prentice, W.E.(1990) Therapeutic ultrasound In: Prentice, W.E.(Eds.). Therapeutic Modalities in Sports Medicine(3rd ed.). 255-287. St. Louis: Mosby-Yearbook.

Rinder, A.N., & Sutherland, C.J.(1995) An investigation of the effects of massage on quadriceps performance after exercise fatigue. *Complement Therapy of Nurses and Midwifery. 1*(4), 99-102.

Robertson, A., Watt, J.M., & Galloway, S.D.R.(2008) Effects of leg massage on recovery from high intensity cycling exercise. *Br. J. Sports Med. 38*, 173-176.

Rodenberg, J.B., Bar, P.R., & De Boer, R.W.(1993) Realation between muscle soreness and biochemical and funcional outcomes of eccentric exercise. *Journal of Applied of Applied Physiology. 74*, 2979-2983.

Rodenburg, R.J., & Shek, P.N.(1995) Amino acid, dieting, glycogen, muscle injury, overtraining, reactive, and species : Heavy exercise, nutrition and immune funtion. Is there a connection. *International Journal of Sports Medicine. 16*, 491-497.

Russell, M.(2006) Massage therapy and restless legs syndrome. *Journal of bodywork and movement therapies. 11*, 146-150.

Sala Horowitz(2007) Evidence-based indications for therapeutic massage. *Alternative & complementary therapies.* 30-35.

Schillinger, A., Koenig, D., Heafele, C., Vogt, S., Heinrich, L., Aust, A., Birnesser, H., &

Schmid, A.(2006) Effect of manual lymph drainage on the course of serum levels of muscle enzymes after treadmill exercise. *Am. J. Phys. Med. Rehabil. 85*(6), 516–520.

Sellwood, K.L., Brunkner, P., Williams, D., Nicol, A., & Himman, R.(2007) Ice-water immersion and delayed-onset muscle soreness: a randomised controlled trial. *Br. J. Sports Med. 41*, 392–397.

Sherman, K.J., Cherkin, D.C., Kahn, J., Erro, J., Hrbek, A., Deyo, A.R., & Eisenberg, D.M.(2005) A survey of training and practice patterns of massage therapists in two US states. *BMC Complementary and Alternative Medicine. 5*, 13.

Sherman, K.J., Dixon, M.W., Thompson, D., & Cherkin, D.C.(2006) Development of a taxonomy to describe massage treatments for musculoskeletal pain. *BMC complementary and alternative medicine. 6*, 24.

Sims, S.(1986) Slow stroke back massage for cancer patients. Nursing Times, 82, 47–50.

Smith, L.L.(1991) Acute inflammation : The underlying mechanism in delayed onset muscle soreness? *Medicine Science in Sports and Exercise. 23*, 542–551.

Smith, L.L., Keating, M.N., Holbert, D., Spratt, D.J., McCammon, M.R., Smith, S.S., & Israel(1994) The effects of athletic massage on delayed onset muscle soreness, creatine kinase and neutrophil count: A preliminart report. *Journal of Orthopedatric in Sports Medicine and Physical Therapy. 19*, 93–99.

Smith, T.A., & Pyne, D.B.(1997) Exercise, training and neutropil function. Exercise Immunology Review. 3, 96–117.

Steves, R., MEd, ATC, PT(2005) Appraising Clinical Studies: A Commentary on the Zainuddin et al and Hart et al Studies. *Journal of Athletic Training. 40*(3), 186–190.

Tanaka, T.H., Leisman, G., Mori, H., & Nishijo, K.(2002) The effect of massage on localized lumbar muscle fatigue. *BCM complementary and Alternative Medicine. 2*, 9.

Targan, S., Britvan, L., & Dorey, F.(1981) Activation of human NKCC by moderate exercise : increased frequency of NK cells with enhanced capability of effector target lytic interactions. *Clinical of Experimental Immunology. 45*, 352–361.

Tharp, G.D., & Barnes, M.W.(1990) Reduction of salva immunoglobin levels by swim training. *European Journal of Applied Physiology. 60*, 61-64.

Tiidus, P.M.(1997) Manual massage and recovery of muscle funtion following exercise : A lietrature review. Journal of Orthopedic Sports Science and Physical Therapy. 25, 107-112.

Tiidus, P.M.(1998) Radical species in inflammation and overtraining. *Canadian Journal of Physiological Pharmacology. 76*, 533-538.

Tiidus, P.M., & Shoemaker, J.K.(1995) Effleurage massage, muscle blood flow and long team post-exercise strength recovery. *International Journal of Sports Medicine. 16*, 478-483.

Viitasalo, J., Nieman, K., & Kaappo, R.(1995) Effleurage, Muscle blood flow and long team post-exercise strength recovery. *International Journal of Sports Medicine. 16*, 478-483.

Viitasalo, J., Nieman, K., & Kaappo, R.(1995) Warm underwater water-jet massage improves recovery from intense physical exercise. *European Journal of Applied Physiology. 71*, 431-438.

Vindigni, D., Parkinson, L., Walker, B., Rivett, D.A., Blunden, S., & Perkins, J.(2005) A community-based sports massage course for Aboriginal health workers. *Aust. Journal Rural Haelth. 13*, 111-115.

Vindigni, D.R., Parkinson, L., Blunden, S., Perkins, J., Rivett, D.A., & Walker, B.K.(2004) Aboriginal health in Aboriginal hands: development, delivery and evaluation of a training programme for Aboriginal health workers to pormote the musculoskeletal health of Indigenous people living in a rural community. *Rural and Remote Health. 4*, 281.

Weinrich, S.P., & Weinrich, M.(1990) The effects of massage on pain in cancer patients. *Applied Nursing Research. 3*, 140-145.

Weltman, D.L.(1999) The effects of massage on athletes' cardiorespiratory system. *Soviet Sports Review. 25*(1).

Wood, S.A., Morgan, D.L., & Proske, U.(1993) Effects of repeated eccentric contractions on structure and mechanical properties of toad sartorius muscle. *American Journal of Physiology. 265*, C792-800.

Zainuddin, Z., Newton, M., Sacco, P., Nosaka, K.(2005) Effect of massage on delayed-onset muscle soreness, swelling, and recovery of muscle function. *Journal of athletic training. 40*(3), 174-180.

Zeitilin, D., Keller, S.E., Shiflett, S.C., Schlerifer, S.J., & Bartlett, J.A.(2000) Immunological effects of massage therapy during academic stress. *Psychosomatic Medicine. 62*, 83-87.